Kohlhammer

Der Autor

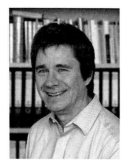

Prof. Dr. Klaus Wingenfeld, Gesundheitswissenschaftler und Soziologe, ist Geschäftsführer und Projektleiter am Institut für Pflegewissenschaft an der Universität Bielefeld.

Klaus Wingenfeld

Pflegerisches Entlassungsmanagement im Krankenhaus

Konzepte, Methoden und
Organisationsformen
patientenorientierter Hilfen

2., erweiterte und überarbeitete Auflage

Verlag W. Kohlhammer

2., erweiterte und überarbeitete Auflage 2020

Alle Rechte vorbehalten
© W. Kohlhammer GmbH, Stuttgart
Gesamtherstellung: W. Kohlhammer GmbH, Stuttgart

Print:
ISBN 978-3-17-036244-4

E-Book-Formate:
pdf: ISBN 978-3-17-036245-1
epub: ISBN 978-3-17-036246-8
mobi: ISBN 978-3-17-036247-5

Inhalt

Einleitung

Durch die anhaltende Tendenz zur Verkürzung der Verweildauer von Patienten[1] im Krankenhaus hat das pflegerische Entlassungsmanagement einen großen Bedeutungszuwachs erfahren. Was in den 1990er Jahren mit vereinzelten Modellprojekten begann, findet sich heute bereits in vielen Krankenhäusern als etabliertes Unterstützungsangebot für die Patienten und Angehörigen. Die auf Fallpauschalen beruhende Krankenhausfinanzierung, der nationale Expertenstandard »Entlassungsmanagement in der Pflege« und der allmähliche Aufbau von Fachgruppen und Qualifizierungsangeboten haben einen kräftigen Entwicklungsschub ausgelöst.

Allerdings kann noch immer nicht von einer flächendeckenden Verbreitung dieser anspruchsvollen pflegerischen Praxis gesprochen werden. Das qualitätssichernde Potenzial des Entlassungsmanagements und die Chancen, die es für ein besseres Gleichgewicht von Patientenorientierung und Wirtschaftlichkeit mit sich bringt, werden in Krankenhäusern noch zu wenig gesehen. Der Anspruch, kein monoprofessionelles, sondern ein multidisziplinäres Entlassungsmanagement sicherzustellen, ist noch wenig eingelöst. Die Bewältigung des Nachholbedarfs im Bereich der Konzept- und Instrumentenentwicklung – Stichworte: Assessment, Beratung, Anleitung – stellt nach wie vor eine Herausforderung dar. Kurz: Aufbau und Weiterentwicklung des pflegerischen Entlassungsmanagements erfordern einige Kraftanstrengungen und die Auseinandersetzung mit vielen Fragen, für die es zum Teil keine einheitlichen Antworten gibt.

Das vorliegende Buch soll dabei helfen, Antworten zu finden oder selbst zu entwickeln. Es macht die Leser schrittweise mit dem modernen Verständnis des pflegerischen Entlassungsmanagements in Krankenhäusern vertraut. Zugrunde liegen dabei u. a. internationale Erfahrungen und aktuelle Entwicklungen, die nach dem Erscheinen der ersten Auflage dieses Buches einsetzten. Dazu gehört die Verankerung des Entlassungsmanagements als Aufgabe des Krankenhauses im Fünften Buch Sozialgesetzbuch (SGB V) und die zweite Aktualisierung des Expertenstandards »Entlassungsmanagement in der Pflege« im Jahr 2019. Das Buch ist als Arbeitshilfe für die Praxis konzipiert und beschäftigt sich ausführlich mit allen Bausteinen des Entlassungsmanagements, von der Patientenaufnahme bis zum Abschluss nach der Krankenhausentlassung. Es wendet sich vor allem an die Mitarbeiter des Krankenhauses, die mit Aufgaben des Entlassungsmanagements betraut sind. Aber auch Leitungskräfte, die für den Ausbau und die Weiterentwicklung dieses verhältnis-

---

1 Im Folgenden wird bei Personenbezeichnungen das generische Maskulinum verwendet. Selbstverständlich sind dennoch Personen aller Geschlechter gemeint.

mäßig neuen Aufgabenfeldes verantwortlich sind, Lehrkräfte und Teilnehmer einer Qualifizierungsmaßnahme gehören zu den Adressaten.

Die Überleitung eines Patienten mit komplexem Unterstützungsbedarf stellt eine große Herausforderung dar und ist nicht vergleichbar mit anderen pflegerischen Maßnahmen im Krankenhausalltag. Sie leistet zugleich einen wichtigen Beitrag zu Qualität und Wirtschaftlichkeit: Misslingt der Übergang und kommt es dadurch zu gesundheitlichen Problemen, steht möglicherweise der ganze Erfolg der Krankenhausbehandlung in Frage. Das pflegerische Entlassungsmanagement hat den Auftrag, solche Entwicklungen so weit wie möglich zu vermeiden, indem bereits während des Krankenhausaufenthalts geeignete Maßnahmen eingeleitet werden. Die im Folgenden dargestellten Vorgehensweisen und Instrumente sind hierfür eine wichtige Voraussetzung.

1 Was ist pflegerisches Entlassungsmanagement?

1.1 Der Kern des pflegerischen Entlassungsmanagements

Entlassungsmanagement ist mehr als dieses Wort sagt – mehr als ein Management der Patientenentlassung. Es gibt leider keinen ganz passenden Begriff für das Aufgabenfeld, das gemeint ist. Dieses Problem findet man auch in anderen Ländern. Im englischsprachigen Raum wird meist der Ausdruck *Discharge Planning* verwendet, was wörtlich übersetzt *Entlassungsplanung* bedeutet und noch weniger den Kern der Sache trifft als der Ausdruck *Entlassungsmanagement*. Das moderne Verständnis von Entlassungsmanagement lässt sich folgendermaßen formulieren[2]:

> Pflegerisches Entlassungsmanagement ist ein Prozess zur Unterstützung des Patienten bei der Bewältigung des Übergangs vom Krankenhaus in ein anderes Versorgungssetting.

In dieser Definition gibt es mehrere wichtige Teilaspekte (vgl. Wingenfeld 2005):

1. Entlassungsmanagement ist ein *Prozess*, also keine vereinzelte Maßnahme, sondern eine Abfolge mehrerer Handlungsschritte, die mit der Aufnahme des Patienten in das Krankenhaus beginnt. Zu diesem Prozess gehören auch eine systematische Einschätzung des Bedarfs und eine Überprüfung nach der Entlassung. Das Ausfüllen eines Überleitungsbogens, die Vorbereitung einer anschließenden Rehabilitationsmaßnahme oder die Unterstützung bei der Beantragung von Leistungen der Pflegeversicherung sind jeweils für sich genommen noch kein pflegerisches Entlassungsmanagement.
2. Entlassungsmanagement dient der *Unterstützung des Patienten bei der Bewältigung des Übergangs*. Die Patienten (und häufig auch ihre Angehörigen) erhalten Un-

---

2 Man vergleiche Definitionen aus anderen Ländern: »Discharge planning is a process and service where patient needs are identified and evaluated and assistance is given in preparing the patient to move from one level of care to another, hospital to home or hospital to another facility. It involves arranging that phase of care whether it be self-care, care by family members, care by paid health provider or a combination of options« (Jackson 1994: 492). »Most modern definitions of discharge planning include the notion of helping patients through transitions from one level of care to another« (Rorden/Taft 1990: 22).

terstützung zur Bewältigung der Anforderungen und Probleme, die beim Wechsel der Versorgungsumgebung auf sie zukommen. Die Unterstützung wird in Form von Information, Beratung und Anleitung geleistet, aber auch durch die Übernahme von Aufgaben, die Patienten und Angehörige selbst erledigen würden, wenn sie dazu in der Lage wären (Beantragung von Leistungen, Bestellung von Hilfsmitteln, Suche nach geeigneten Diensten/Einrichtungen, Informationsübermittlung an weiterversorgende Einrichtungen etc.). Entlassungsmanagement umfasst also die komplexe Aufgabe der Sicherstellung der Weiterversorgung *und* der Vorbereitung von Patienten und Angehörigen auf die Probleme und Anforderungen nach der Entlassung.

3. Entlassungsmanagement greift den Bedarf beim Übergang *vom Krankenhaus in ein anderes Versorgungssetting* auf. Es spielt keine Rolle, in welche Versorgungsumgebung der Patient wechselt – ob in eine stationäre Rehabilitationseinrichtung, ein Altenheim, eine betreute Wohngemeinschaft oder in das eigene Zuhause. Es ist auch unerheblich, ob eine Weiterversorgung durch Einrichtungen, durch Angehörige oder auch in Form der Selbstpflege des Patienten erfolgt. In all diesen Konstellationen erfolgt eine Veränderung der Versorgungsvoraussetzungen. Nicht die Umgebung oder die Lebenssituation des Patienten ist ausschlaggebend, sondern der Umstand, dass weiterhin Krankheit und Krankheitsfolgen bewältigt werden müssen.

Pflegerisches Entlassungsmanagement richtet sich an Patienten, die ein erhöhtes Risiko für poststationäre Probleme[3] aufweisen. Dies sind Patienten, bei denen die Wahrscheinlichkeit, dass nach der Entlassung gesundheitliche Komplikationen, vermehrte Pflegebedürftigkeit oder Versorgungsprobleme auftreten, höher ist als bei anderen (▶ Kap. 2.1; ▶ Abb. 1.1). Konsequenterweise findet man in der englischsprachigen Literatur häufig den Begriff *Risikopatienten*. Doch nicht alle diese Patienten benötigen Unterstützung bei der Überleitung. Ein Teil von ihnen hat bereits genügend Unterstützung, die Versorgung ist sichergestellt, was allerdings in jedem Einzelfall sorgfältig zu prüfen ist. Mit Hilfe des Assessments im pflegerischen Entlassungsmanagement werden diejenigen Patienten herausgefiltert, bei denen ein ungelöstes Problem bzw. ein ungedeckter Bedarf besteht und somit eine komplexe Entlassungsplanung stattfinden soll.

Der Ausdruck *Risiko für poststationäre Probleme* bezieht sich auf alle Ereignisse und Entwicklungen, die sich negativ auf die Gesundheit des Patienten auswirken oder sein Leben in einer problematischen Weise verändern. Damit angesprochen sind vor allem neue gesundheitliche Probleme, eine Wiedereinweisung in das Krankenhaus, der Übergang in eine vollstationäre Pflegeeinrichtung, lange Zeiten der Rekonvaleszenz, die Überforderung der häuslichen Pflegeumgebung, hohe psychische und körperliche Belastungen sowie die Chronifizierung gesundheitlicher Beeinträchtigungen.

---

3 In diesem Buch wird der Ausdruck *poststationär* noch häufiger auftauchen. Gemeint ist damit generell die Phase nach dem Krankenhausaufenthalt. Erfolgt der Übergang in ein Heim, ist der Begriff poststationär streng genommen nicht korrekt. Doch auch hier fehlen geeignete Alternativen. Es gibt leider keine Übersetzung für den englischen Begriff *posthospital*, der in der internationalen Literatur häufig verwendet wird.

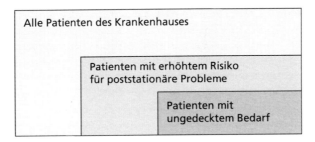

Abb. 1.1: Risiko und Bedarf an Überleitung

Das Entlassungsmanagement soll einen Beitrag dazu leisten, diese unerwünschten Entwicklungen soweit wie möglich zu vermeiden. Das Mittel dazu ist die zielgerichtete Unterstützung des Patienten und ggf. seiner Angehörigen bei der Vorbereitung auf die Anforderungen und Probleme, die nach der Krankenhausentlassung anstehen. Ein Patient, der ein erhöhtes Risiko für poststationäre Probleme aufweist, sollte bei der Entlassung alle Kenntnisse und Fertigkeiten besitzen, die er zur Bewältigung der Situation nach der Entlassung benötigt. Ist er selbst damit überfordert, unterstützt ihn das Entlassungsmanagement darin, Hilfe zu mobilisieren und alle Vorbereitungen zu treffen, um eine bedarfs- und bedürfnisgerechte Lebens- und Versorgungssituation nach der Entlassung sicherzustellen.

1.2 Der Expertenstandard »Entlassungsmanagement in der Pflege«

Der nationale Expertenstandard »Entlassungsmanagement in der Pflege« (DNQP 2004/2009/2019[4]) wurde erstmals Ende des Jahres 2002 der Fachöffentlichkeit vorgestellt. Mit diesem Standard begann eine neue Phase der Entwicklung des pflegerischen Entlassungsmanagements in Deutschland.

Bis zu diesem Zeitpunkt gab es viele Einzelinitiativen, die sehr unterschiedliche Konzepte und Aufgabenschwerpunkte aufwiesen. Der nationale Expertenstandard schreibt zwar kein bestimmtes Konzept vor, er definiert aber eine Reihe von Kernaufgaben und Bausteinen des Entlassungsmanagements, durch die sich eine gewisse Vereinheitlichung und eine Grundlage für die professionelle Weiterentwicklung dieses Arbeitsfeldes ergaben. Denn die Bestandteile, die der Standard vorgibt, gelten international als Kennzeichen eines professionellen pflegerischen Entlassungsmanagements.

---

4 Weiterführende Informationen, alle Präambeln sowie Auszüge aus den aktuellen Expertenstandards und Auditinstrumenten finden sich auf der Homepage des DNQP unter folgendem Link: https://www.dnqp.de/de/expertenstandards-und-auditinstrumente/.

Es handelte sich um den zweiten nationalen Expertenstandard, der im Rahmen der Aktivitäten des »Deutschen Netzwerks für Qualitätsentwicklung in der Pflege« (DNQP) entwickelt wurde. Der erste Standard griff mit der Dekubitusprophylaxe ein völlig anderes Thema auf. Es folgten weitere Standards zur Sturzprophylaxe, zum pflegerischen Schmerzmanagement, zur Förderung der Harnkontinenz, zum Ernährungsmanagement und zum Thema Wundmanagement.

Die Expertenstandards galten zunächst als professionelle Vorgaben für das Versorgungshandeln in der Pflege, die zwar rechtlich eine gewisse Bedeutung haben, zunächst aber nicht rechtlich verpflichtend waren. Dies hat sich seit dem Pflege-Weiterentwicklungsgesetz im Jahr 2008 verändert. Im Bereich der Pflegeversicherung sind die nationalen Expertenstandards jetzt auch als rechtlich verbindlich anzusehen. Für ambulante und stationäre Pflegeeinrichtungen, die nach den Maßgaben der Pflegeversicherung finanziert werden, hat die Bedeutung der Standards auch deshalb stark zugenommen, weil sie von den Medizinischen Diensten der Krankenversicherung als Maßstab zur Beurteilung der Qualität einer Einrichtung herangezogen werden.

Der Expertenstandard zum pflegerischen Entlassungsmanagement fällt etwas aus dem Rahmen. Er bezieht sich auf eine pflegerische Aufgabe, die im Unterschied zu anderen Aufgaben (wie der Dekubitusprophylaxe) nicht in allen Versorgungsbereichen eine Bedeutung hat. Er ist entwickelt worden für die Anwendung in der Krankenhausversorgung (einschließlich Rehabilitationskliniken), nicht für Pflegeeinrichtungen. Die einzelnen Handlungsvorgaben des Standards beziehen sich dementsprechend auf Strukturen des Krankenhauses. Die anderen Themen, die von den Expertenstandards aufgegriffen werden, sind dagegen für alle Versorgungsbereiche relevant.

Zum Verständnis des Expertenstandards ist es wichtig, die Grundlagen der Standardentwicklung beim deutschen Netzwerk für Qualitätsentwicklung zu berücksichtigen (Schiemann et al. 2017). Charakteristisch ist, dass die Standards wichtige und vor allem auch häufig vorkommende Probleme und Risiken aus dem Bereich der pflegerischen Versorgung aufgreifen. Sie gelten zunächst nur für die Berufsgruppe der Pflegenden und sind insofern keine berufsgruppenübergreifenden Handlungsleitlinien. Ein weiteres gemeinsames Merkmal aller Expertenstandards besteht darin, dass sie komplexe pflegerische Handlungsfelder bzw. Aufgaben aufgreifen. Es geht also nicht um eine einzelne Maßnahme (beispielsweise im Bereich der Hautpflege), sondern immer um Aufgabenbündel, die verschiedene Einzelaufgaben (pflegerische Einschätzung, Maßnahmenplanung, Beratung und Anleitung, Durchführungskontrolle etc.) in sich vereinen.

Die Standardentwicklung erfolgt nach einem ganz bestimmten Muster und immer in Kooperation zwischen Wissenschaft und Praxis. Hierzu wird für jeden Standard eine Expertengruppe einberufen, in der Personen vertreten sind, die sich mit dem jeweiligen Thema intensiv auseinandergesetzt haben – entweder im Bereich der wissenschaftlichen Forschung oder in der Praxis. Obligatorisch ist auch eine ausgedehnte Analyse von Forschungsergebnissen zur jeweiligen Thematik. Die Standards beanspruchen, stets auf dem aktuellen Stand des Wissens zu sein. Die Vorgaben und Empfehlungen, die sie enthalten, beruhen auf einer sorgfältigen

Prüfung von Forschungsergebnissen. Damit soll u. a. erreicht werden, dass die in den Standards enthaltenen Vorgaben dem Bedarf der Patienten entsprechen und die Maßnahmen, die vorgeschrieben oder empfohlen werden, tatsächlich die geplante Wirkung auf die Patienten haben.

Allen pflegerischen Expertenstandards gemeinsam ist schließlich, dass sie im Rahmen eines formalen Prozesses von der pflegerischen Fachöffentlichkeit diskutiert und konsentiert werden. Außerdem erfolgt eine praktische Erprobung zur Überprüfung der Frage, ob die Vorgaben eines Standards unter den Bedingungen der Praxis auch tatsächlich umsetzbar sind und wo ggf. eine Optimierung erforderlich ist.

Faktisch haben die Expertenstandards in der Praxis eine große Bedeutung und Verbindlichkeit erlangt. Der Standard zum Entlassungsmanagement weist allerdings auch in dieser Hinsicht eine gewisse Besonderheit auf. Eine Überprüfung der Frage, ob ein Krankenhaus entsprechend der Vorgaben des Standards ein Entlassungsmanagement installiert hat, findet nicht statt. Der Druck auf die Krankenhäuser, den Standard umzusetzen, ist daher bei weitem nicht so groß wie der Druck auf Pflegeeinrichtungen, deren Qualität durch die Medizinischen Dienste der Krankenkassen bzw. durch den Prüfdienst der Privaten Krankenversicherung geprüft wird. Die Sicherstellung des Entlassungsmanagements im Allgemeinen hat zwar durch die Gesetzgebung und den »Rahmenvertrag Entlassmanagement« (▶ Kap. 1.4) an Verbindlichkeit gewonnen, doch blieb den Krankenhäusern nach wie vor sehr viel Spielraum, vom Expertenstandard abzuweichen.

Der Aufbau des Entlassungsmanagements, den der Expertenstandard vorgibt, lehnt sich stark an die in anderen Ländern vorzufindenden Konzepte an. Dies gilt auch für die formale Darstellung des Arbeitsprozesses, der stark an die Struktur des Pflegeprozesses erinnert. Formal gesehen beinhaltet das Entlassungsmanagement alle Arbeitsschritte, die auch in den verschiedenen Stufen des Pflegeprozesses vorgesehen sind.

Die Kernaussagen über das angestrebte Entlassungsmanagement finden sich in einer stark zusammengefassten, tabellarischen Darstellung, die die Ebenen Struktur, Prozess und Ergebnisse unterscheidet:

- Auf der Ebene »Struktur« werden diejenigen organisatorischen, methodischen und personellen Voraussetzungen aufgeführt, die zur Durchführung des professionellen Entlassungsmanagements erforderlich sind.
- Die Ebene »Prozess« ist für die Umsetzung des Entlassungsmanagements die wichtigste Ebene, weil hier beschrieben wird, welche Aufgaben zum pflegerischen Entlassungsmanagement dazugehören und wie sie aufeinander aufbauen.
- Die Ebene »Ergebnisse« beschreibt die Ziele und angestrebten Endpunkte des jeweiligen Prozesses. Ebenso wie bei den anderen Standards handelt es sich allerdings nicht um klassische Kriterien für Ergebnisqualität, sondern eher um Handlungsendpunkte. Zu den Ergebnissen zählt beispielsweise, dass den Patienten und Angehörigen eine Beratung angeboten worden ist. Manche der auf dieser Ebene angesiedelten Punkte würden in anderen Zusammenhängen eher der Prozessebene zugeordnet.

Die folgende Übersicht (▶ Kasten 1.1) beschreibt das pflegerische Entlassungsmanagement nach den Maßgaben des Standards, wobei aus Gründen der Übersichtlichkeit die Ausführungen zur Ebene »Prozess« zugrunde gelegt wurden.

Kasten 1.1: Bausteine des pflegerischen Entlassungsmanagements

---

P1: Assessment (Risikoscreening und differenzierte Einschätzung)

- Durchführung einer ersten Einschätzung (initiales Assessment, Risikoscreening) bei allen im Krankenhaus aufgenommenen Patienten, um diejenigen Patienten zu identifizieren, die voraussichtlich Unterstützungsbedarf in Form des pflegerischen Entlassungsmanagements haben. Die Einschätzung soll innerhalb von 24 Stunden nach der Krankenhausaufnahme vorgenommen und ggf. im Verlauf des Krankenhausaufenthalts aktualisiert werden (wenn sich beispielsweise neue Erkenntnisse ergeben, die einen Bedarf vermuten lassen).
- Die Durchführung einer differenzierten Einschätzung dient zur Beantwortung der Frage, welche Probleme beim jeweiligen Patienten zu berücksichtigen sind und welche konkrete Unterstützung er oder seine Angehörigen benötigen.

P2: Entwicklung einer individuellen Maßnahmenplanung

Auf der Grundlage des Assessments wird in Abstimmung mit Patienten, Angehörigen und anderen beteiligten Mitarbeitern festgelegt, was alles getan werden soll, um einen reibungslosen Übergang in die neue Versorgungssituation sicherzustellen. Die Maßnahmenplanung richtet sich zum einen danach, welche Unterstützung die Patienten und Angehörigen während des Krankenhausaufenthalts durch andere Pflegekräfte, Sozialarbeiter, Therapeuten, Ärzte etc. erhalten sollen. Zum anderen wird festgelegt, welche Vorbereitungen für die Situation nach der Entlassung zu treffen sind.

P3/P4: Durchführung

Die Durchführung umfasst zwei wichtige Handlungsfelder:

- die direkte Unterstützung des Patienten und ggf. seiner Angehörigen durch Beratung, Anleitung und Schulung,
- diverse Arbeiten im Bereich der Koordination und Kommunikation, wozu insbesondere die Weiterleitung von Informationen, organisatorische Absprachen, die Leistungserschließung (Antragstellung, Kontaktaufnahme zu anderen Einrichtungen) und auch die direkte Kommunikation zur Entscheidungsfindung zählen. Der Standard hebt hervor, dass den Mitarbeitern anderer Einrichtungen eine direkte Übergabe im Krankenhaus (unter Einbeziehung des Patienten und ggf. seiner Angehörigen) angeboten werden soll.

P5/P6: Überprüfung des Stands der Umsetzung

Spätestens 24 Stunden vor der Entlassung sollen alle Vorbereitungen noch einmal überprüft werden, um etwaige Probleme früh genug zu erkennen und zu bearbeiten bzw. die konkrete Maßnahmenplanung noch einmal anzupassen. Eine zweite Überprüfung soll nach den Vorgaben des Standards innerhalb von 48–72 Stunden nach der Entlassung folgen. Sie erfolgt durch eine Kontaktaufnahme mit dem Patienten und/oder seinen Angehörigen oder, beispielsweise bei demenziell erkrankten Heimbewohnern, mit der Einrichtung. Bei Bedarf wird das Entlassungsmanagement – im Rahmen seiner nunmehr recht eingeschränkten Möglichkeiten – noch ein letztes Mal tätig, um bei der Lösung unvorhergesehener Probleme mitzuwirken.

Diese Bausteine des pflegerischen Entlassungsmanagements werden im Hinblick auf ihre Funktionen und ihre inhaltliche Ausgestaltung näher beschrieben, der Standard verzichtet allerdings auf ganz konkrete Festlegungen. Er schreibt weder ein bestimmtes Organisationskonzept noch bestimmte Einschätzungsinstrumente vor. Anders gesagt: Der Standard beschreibt, welche Aufgaben dem pflegerischen Entlassungsmanagement zuzurechnen und welche Strukturen erforderlich sind, aber bei der Umsetzung müssen alle Bausteine von den Krankenhäusern selbst noch einmal durchdacht, konkretisiert und im Detail ausgearbeitet werden. Dazu gehören vor allem die Entscheidung für eine bestimmte Organisationsform, die Definition von Kriterien für das initiale Assessment und die Entwicklung und Umsetzung von Anleitungskonzepten.

Damit lässt der Standard den Krankenhäusern recht viel Spielraum, ein Konzept zu entwickeln, das auf ihre besonderen Organisationsstrukturen, ihre Patienten und die verfügbaren Ressourcen zugeschnitten ist. Dies kann den Umgang mit dem Standard einerseits erleichtern. Andererseits hat das Fehlen von Festlegungen zur Konsequenz, dass die Krankenhäuser bzw. die dort zuständigen Mitarbeiter selbst eine ganze Reihe von Entwicklungsarbeiten leisten müssen. Diese Arbeiten betreffen nicht allein den Zuständigkeitsbereich der Pflege, es bedarf auch vieler Absprachen mit anderen Berufsgruppen, insbesondere mit den Ärzten und den Mitarbeitern des Krankenhaussozialdienstes. Der Aufbau eines professionellen pflegerischen Entlassungsmanagements ist daher im Regelfall nicht innerhalb von ein oder zwei Monaten zu leisten.

Die wichtigsten Bereiche, in denen die Krankenhäuser Festlegungen treffen und Entwicklungsarbeiten leisten müssen, sind:

- Festlegung eines Organisationskonzepts, mit dem definiert wird, wer für das pflegerische Entlassungsmanagement zuständig ist,
- Arbeitsteilung und Formen der Zusammenarbeit zwischen den beteiligten Berufsgruppen und den einzelnen Arbeitsbereichen (Fachabteilungen, Stationen) im Krankenhaus,
- Kriterien und Instrumente für das Assessment,
- Arbeitsmaterialien für den Alltag, insbesondere Dokumentationsinstrumente, mit denen beispielsweise die individuelle Maßnahmenplanung festgehalten werden kann,
- Konzepte und Arbeitshilfen für die Durchführung einzelner Schritte des Entlassungsmanagements, insbesondere für die Durchführung von Beratung und Anleitung.

Für diese Entwicklungsarbeiten existiert inzwischen reichhaltiges Material bei den Stellen, die das pflegerische Entlassungsmanagement schon seit vielen Jahren erfolgreich betreiben. Allerdings ist es empfehlenswert, Ansätze und Erfahrungen anderer Krankenhäuser kritisch zu prüfen und auf die Grenzen der Übertragbarkeit zu achten. Das gilt z. B. für Dokumentationsinstrumente oder Assessmentbögen, die in der Praxis des Entlassungsmanagements verwendet werden. Denn verglichen mit anderen pflegerischen Arbeitsfeldern ist das Entlassungsmanagement noch ein sehr junges Aufgabengebiet. Es wird noch immer viel experimentiert, und systematische Darstellungen von Erfahrungen gibt es bislang nur selten. Nicht alle Konzepte und Instrumente, die man in der Praxis vorfindet, sind empfehlenswert. Für ihre Prüfung und Anpassung sollte daher genügend Zeit eingeplant werden.

Es ist außerdem wichtig, dass beim Aufbau oder bei der Weiterentwicklung von pflegerischem Entlassungsmanagement auf Qualität geachtet wird. Bei Innovationen, die eine große Herausforderung darstellen, tendieren manche Krankenhäuser eher zu bequemen Lösungen. Das ist verständlich, weil heute die Ressourcen für alle Arbeitsbereiche in den Krankenhäusern knapp sind. Vermieden werden sollte aber auf jeden Fall, ein Entlassungsmanagement auf niedrigem Qualitätsniveau zu entwickeln. In dem durch Wettbewerb gekennzeichneten Gesundheitsbereich ist es manchmal einfacher, plakative, beeindruckende Formen der Außendarstellung mit modernen Medien zu entwickeln als die Kernprozesse in der Patientenversorgung zu verbessern. Kliniken sollten sich also lieber etwas mehr Zeit nehmen und die für sie anstehenden Entscheidungen oder Entwicklungsarbeiten sorgfältig vorbereiten.

Der Expertenstandard ist im Jahr 2009 in einer aktualisierten Fassung erschienen. Weitreichende Veränderungen gab es dabei nicht, sie blieben im Großen und Ganzen auf Konkretisierungen und die Klarstellung von möglichen Missverständnissen beschränkt. So enthielt der 2009 veröffentlichte Standard eine deutlichere Empfehlung für die Wahl zentralisierter Organisationsformen des Entlassungsmanagements, womit er dem aktuellen Stand der Forschung Rechnung trug. Der Risikogedanke, der für das professionelle Entlassungsmanagement charakteristisch ist, wurde ebenfalls stärker herausgearbeitet, und frühere Empfehlungen von Einschätzungsinstrumenten, die nicht für das Entlassungsmanagement entwickelt wurden, waren nicht mehr enthalten.

Im Jahr 2019 erschien eine nochmals überarbeitete Fassung des Standards. Auch in diesem Falle gab es keine substantiellen Änderungen an den Vorgaben des Standards für die Entlassung aus dem Krankenhaus. Allerdings führte auch diese Aktualisierung zu einigen neuen Akzenten. Die Bereitschaft der Patienten und auch der Angehörigen zur Krankenhausentlassung soll nach den Vorstellungen der Expertengruppe, die über die Aktualisierung des Standards entschieden hat, bei der Planung und Durchführung der Krankenhausentlassung, vor allem bei der Wahl des Entlassungszeitpunkts, besonders beachtet werden. Betont wird außerdem, dass auch bei internen Verlegungen die Versorgungskontinuität sichergestellt sein müsse.

Auffallend sind jedoch mehrere Unschärfen und offene Fragen, die in der zuletzt aktualisierten Fassung des Standards zum Teil durch Formulierungsschwächen, zum Teil durch angedeutete, aber nicht konkretisierte Hinweise in Detailfragen entstanden sind. Mitunter werden Begriffe nicht korrekt benutzt. »Transition« beispielsweise ist ein wichtiger Begriff aus Pflegetheorien und der sozialwissenschaftlichen Forschung, der weitreichende Veränderungen im Lebensverlauf bezeichnet (Meleis 2010, Wingenfeld 2005). Im aktualisierten Standard wird jedoch *jeder* Patiententransfer, z. B. die Verlegung zwischen zwei Krankenhausstationen, fälschlicherweise als Transition bezeichnet (DNQP 2019: 22). Krankenhausentlassung und interne Verlegung werden, wenn es um die Beschreibung von Schritten des Entlassungsmanagements geht, häufig in einem Atemzug genannt. Aber natürlich kann nicht gemeint sein, dass bei jeder internen Verlegung der komplette Prozess des Entlassungsmanagements vollzogen werden sollte, was zur unsinnigen Dopplung von Prozessen führen würde. Leider erweckt der Text gelegentlich diesen Anschein. Manche Probleme sind offenkundig auch bei der redaktionellen Bearbeitung übersehen worden.

Den Einrichtungen und Mitarbeitern, die mit dem Standard arbeiten wollen, sei empfohlen, sich durch diese Probleme nicht irritieren zu lassen und sich an die Kernaussagen des Standards zu halten. Aufgrund der Unschärfen bei den Formulierungen ist es aber im Falle dieser zweiten Aktualisierung besonders ratsam, den Text des Standards kritisch zu prüfen.

1.3 Handlungsgrundsätze

Pflegerisches Entlassungsmanagement beruht auf mehreren Handlungsgrundsätzen, die für die Konzeptentwicklung, aber auch für den Arbeitsalltag sehr wichtig sind (▶ Kasten 1.2). Sie gelten in der internationalen Diskussion als wesentliche Kennzeichen eines professionellen Entlassungsmanagements. Die Einhaltung dieser Grundsätze ist eine wichtige Voraussetzung, nachhaltige Wirkungen zu erzielen.

Kasten 1.2: Handlungsgrundsätze im pflegerischen Entlassungsmanagement

1. Patientenorientierung
2. Einbeziehung der Angehörigen
3. Multidisziplinarität
4. Entlassungsmanagement als pflegerische Aufgabe
5. Ziel ist die Reduzierung des Risikos poststationärer Probleme
6. Entlassungsmanagement beginnt mit der Aufnahme des Patienten
7. Entlassungsmanagement verläuft wie der Pflegeprozess
8. Überbrückung von Versorgungsbereichen

Patientenorientierung

Aufgrund vieler negativer Erfahrungen von Patienten und Angehörigen wird der Grundsatz der Patientenorientierung in der internationalen Diskussion um das Entlassungsmanagement stark betont. Denn im Arbeitsalltag ist es nicht unbedingt selbstverständlich, die Belange der Patienten an die erste Stelle zu setzen. Der Druck, einen möglichst reibungslosen Betriebsablauf zu gewährleisten und Kosten zu minimieren, ist in vielen Krankenhäusern sehr stark und legt manchmal andere Prioritätensetzungen nahe.

Der Grundsatz der Patientenorientierung spricht u. a. drei Aspekte des Entlassungsmanagements an:

- *Berücksichtigung des Lebensalltags*: Pflegerisches Entlassungsmanagement ist in erster Linie Unterstützung des Patienten. Das erfordert, die Lebenssituation des Patienten und seiner Angehörigen umfassend einzuschätzen und auch der Frage nachzugehen, welche Probleme im Lebensalltag auftreten könnten und wie sie sich verhindern oder lösen lassen. Es geht also nicht allein um die Sicherstellung der Anschlussversorgung.
- *Patientenperspektive beachten*: Die Problemsicht und die Prioritätensetzungen von Patienten und Pflegenden, Ärzten oder anderen Mitarbeitern ist häufig nicht identisch. Dies sollte immer wieder bewusst gemacht werden, um zu vermeiden, am Patienten vorbei zu arbeiten. Die Art und Weise der Weiterversorgung beispielsweise, die aus fachlicher Sicht nach der Entlassung einsetzen sollte, kann den Vorstellungen des Patienten und der Angehörigen widersprechen. Patienten geben auch nicht immer zu erkennen, was sie beschäftigt, weil sie meinen, das Krankenhaus sei für ihre »privaten« Probleme nicht zuständig. Zeit für Gespräche und Sensibilität sind erforderlich, um die Situation des Patienten, so wie er sie sieht, und die aus seiner Sicht vordringlichen Aufgaben zu erkennen.
- *Selbstbestimmung*: Patienten (und Angehörige) entscheiden in allen wesentlichen Fragen. Die für das Entlassungsmanagement zuständigen Mitarbeiter müssen die hierzu erforderlichen Voraussetzungen schaffen, vor allem für Transparenz sorgen und die Patienten und Angehörigen in alle Schritte des Entlassungsmanagements einbeziehen. Das schließt auch den Entlassungstermin ein. Die zeitliche Planung der Entlassung sollte nicht ohne Absprache mit ihnen erfolgen. Situationen, in denen Patienten und Angehörige erst am Tag zuvor oder sogar erst am gleichen Tag von ihrer Entlassung erfahren, müssen soweit wie möglich vermieden werden.

Einbeziehung der Angehörigen

Die Angehörigen verdienen bei der Vorbereitung der Entlassung mindestens ebenso viel Aufmerksamkeit wie der Patient selbst (Shyu 2000). In vielen Fällen sind sie sogar mehr als der Patient diejenigen Personen, mit denen Einzelheiten besprochen und Festlegungen für später abgestimmt werden. Dazu kommt es vor allem dann, wenn der Patient aufgrund seiner Erkrankung oder therapiebedingter Belastungen gar nicht in der Lage ist, sich mit der Frage »Was kommt nach der Entlassung?« auseinanderzusetzen.

Beim Entlassungsmanagement kommt den Angehörigen eine Doppelrolle zu. Sie sind erstens Kooperationspartner, mit denen viele Einzelheiten der Entlassungsplanung und der Versorgung nach dem Krankenhausaufenthalt besprochen werden, ebenso viele Entscheidungen, die noch während des Krankenhausaufenthalts getroffen werden müssen. Sie sind zweitens aber auch Adressaten von Hilfen durch das Entlassungsmanagement, weil sie möglicherweise Versorgungsverantwortung in der poststationären Phase übernehmen und zur Vorbereitung auf diese Situation Unterstützung benötigen. Deshalb sollte sich das Assessment auch auf die Situation der Angehörigen beziehen.

Multidisziplinarität

In der internationalen Diskussion herrscht Einigkeit darüber, dass das Entlassungs-management eine multidisziplinäre Aufgabe darstellt. Das bedeutet, dass alle Berufsgruppen im Krankenhaus, die an der Versorgung des Patienten beteiligt sind, einen Teil der Verantwortung für die fachgerechte Überleitung tragen. Dazu zählt

- bei den Pflegenden: z. B. die Einschätzung des Bedarfs an pflegerischen Maßnahmen in der Zeit nach der Entlassung und die Übermittlung pflegebezogener Informationen an Personen oder Einrichtungen, die an der poststationären Versorgung beteiligt sind.
- bei den Ärzten: z. B. die Aufklärung des Patienten über die Erkrankung und Krankheitssymptome, die möglicherweise erst nach der Entlassung auftreten, oder die Übermittlung medizinisch relevanter Informationen an die niedergelassenen Ärzte.
- bei den sozialen Berufen: z. B. die Einschätzung etwaiger Probleme bei der Sicherung der materiellen Lebensgrundlagen oder der Fortführung der Berufstätigkeit.
- bei den therapeutischen Berufen: z. B. die Dokumentation der Maßnahmen, die während des Krankenhausaufenthalts begonnen wurden, aber danach fortgesetzt werden müssen, um den gewünschten Erfolg zu erreichen.

Jede Berufsgruppe sollte also in ihrem Tätigkeitsbereich überprüfen, welche Unterstützung der Patient benötigt und welche Personen und Einrichtungen, die nach der Entlassung die Versorgung übernehmen, auf Informationen aus dem Krankenhaus angewiesen sind. Hierbei können sich die Berufsgruppen größtenteils nicht vertreten. Die Pflege kann beispielsweise nicht anstelle des Arztes den Arztbrief aufsetzen. Differenzierte Hinweise auf eine Weiterführung einer im Krankenhaus begonnenen logopädischen Behandlung sollten von jenem Therapeuten formuliert werden, der den Patienten behandelt hat.

Entlassungsmanagement als pflegerische Aufgabe

Die Aktivitäten der Berufsgruppen sollten aufeinander abgestimmt bzw. koordiniert werden. Diese Aufgabe wird in der internationalen Diskussion häufig der Pflege zugeschrieben. Denn im Mittelpunkt der Probleme und Anforderungen, die Patienten und Angehörige nach der Entlassung bewältigen müssen, steht in vielen Fällen der Umgang mit der Erkrankung und ihren Folgen für den Lebensalltag. Dazu gehören körperlich belastende Krankheitssymptome, krankheitsbedingte Autonomieverluste und therapeutische Anforderungen, außerdem die (zumindest vorübergehende) Anpassung des Verhaltens und der Alltagsgestaltung. Diese Aspekte weisen die stärksten Bezüge zum Verantwortungsbereich der Pflege auf. Bei Patienten, bei denen es vorrangig um die Lösung wichtiger sozialer und finanzieller Fragen geht, ist eher der Zuständigkeitsbereich der Krankenhaus-Sozialarbeit angesprochen.

Pflegerisches Entlassungsmanagement ist allerdings mehr als eine Spezialaufgabe gesonderter Dienste (z. B. der Stellen für Pflegeüberleitung). Fast alle Pflegenden im Krankenhaus, die den individuellen Pflegeprozess steuern, tragen für diese Aufgabe Verantwortung oder zumindest eine Teilverantwortung. Spezialisierte Stellen sind immer auf die Zusammenarbeit mit der Stationspflege angewiesen, vor allem auf deren Informationen, Einschätzungen und Mitwirkung bei der Anleitung und Beratung. Insofern sollte die Frage »Was kommt nach der Entlassung?« im Arbeitsalltag aller Pflegenden immer ein Stück mitgedacht werden.

Ziel: Reduzierung des Risikos poststationärer Probleme

Die Vorstellung, dass die Zeit nach der Krankenhausentlassung Risiken mit sich bringt, hat für das Entlassungsmanagement zentrale Bedeutung. Im angloamerikanischen Raum gilt die Reduzierung des Risikos problematischer oder unerwünschter »Entlassungsergebnisse« in vielen Fällen als handlungsleitende Maxime. Etwas vereinfacht gesagt geht es um gesundheitliche Komplikationen und Versorgungsprobleme, die nach der Entlassung auftreten. Dazu gehören beispielsweise Verschlechterungen des Gesundheitszustandes oder das Ausbleiben der Heilung, Belastungen des Patienten und seiner Angehörigen, Heimaufnahmen oder erneute Krankenhauseinweisungen. Entlassungsmanagement wird daher verstanden als ein Bündel von Maßnahmen, die sich auf Risikofaktoren wie z. B. mangelhafte Information des Patienten/der Angehörigen oder unzureichende Hilfsmittelversorgung richten. Aus diesem Risikoverständnis lassen sich das Aufgabenspektrum und zum Teil auch die Methoden und Instrumente der Entlassungsvorbereitung ableiten.

Mit dem Risikoverständnis als Grundlage erhält Entlassungsmanagement den Charakter einer präventiv ausgerichteten Intervention: Es zielt auf die Vermeidung poststationärer Komplikationen, auf die Vermeidung eines ungünstigen Verlaufs der gesundheitlichen Entwicklung und der Lebensumstände.

Entlassungsmanagement beginnt mit der Aufnahme des Patienten

Die Notwendigkeit, so früh wie möglich mit dem Entlassungsmanagement zu beginnen, wird häufig mit den engen zeitlichen Spielräumen für die Entlassungsvorbereitung begründet. Die kurzen Verweilzeiten im Krankenhaus machen schon für sich genommen eine frühzeitige Planung notwendig. Es kommt hinzu, dass die für das Entlassungsmanagement zuständigen Stellen teilweise zu spät einbezogen werden. Eine systematische Erfassung des Unterstützungsbedarfs sowie eine sorgfältige Planung und Einleitung von notwendigen Maßnahmen ist dann nicht mehr möglich. Die Beratung oder Anleitung von Patienten und Angehörigen zur selbständigen Durchführung pflegerischer Maßnahmen beispielsweise ist zum Teil noch während des Krankenhausaufenthalts notwendig und kann nicht durchgeführt werden, wenn die zuständigen Stellen erst kurz vor der Entlassung verständigt werden.

Entlassungsmanagement verläuft wie der Pflegeprozess

Pflegerisches Entlassungsmanagement ist ähnlich wie der Pflegeprozess aufgebaut und umfasst alle Arbeitsschritte, die auch in der individuellen Pflege durchgeführt werden sollten. Bestandteile sind dementsprechend Assessment, Zielformulierung und Maßnahmenplanung, Durchführung und Überprüfung der Wirkung der Maßnahmen (Evaluation). Wie der individuelle Pflegeprozess beruht pflegerisches Entlassungsmanagement auf dem Gedanken, dass eine systematische Einschätzung der Problem- und Bedarfslagen der Patienten und Angehörigen unverzichtbar ist, um eine wirksame Unterstützung leisten zu können. Dieses Assessment bildet die Basis für die Zielformulierung und die Maßnahmenplanung, die gemeinsam mit ihnen erarbeitet werden. Darauf folgt die Durchführung der Maßnahmen und schließlich, nach der Entlassung, die Überprüfung der Ergebnisse des Entlassungsmanagements.

Ein sehr ähnliches Handlungsmuster findet sich im professionellen Case Management (▸ Kap. 3.3). Die dort vorgesehene Schrittfolge kann sogar noch besser zur Beschreibung des Entlassungsmanagements verwendet werden, weil beim Case Management die Frage nach den Aufnahmekriterien am Anfang steht – was beim individuellen Pflegeprozess im Allgemeinen nicht zu berücksichtigen ist, weil die grundsätzliche Klärung des Bedarfs meist schon erfolgt ist, bevor der Pflegeprozess einsetzt.

Überbrückung von Versorgungsbereichen

Die Anforderungen und Probleme im Umgang mit der Krankheit und den Krankheitsfolgen, mit denen Patienten und Angehörige konfrontiert sind, zeichnen sich zwar schon während des Krankenhausaufenthalts ab. Entscheidend für den Erfolg oder Misserfolg bei der Bewältigung der Übergangsphase sind jedoch die Handlungen und Ereignisse *nach* der Krankenhausentlassung. Das Entlassungsmanagement zielt also immer auf eine spätere Situation in einer anderen Versorgungsumgebung. Es ist daher stets als sektor-, bereichs- und organisationsübergreifendes Handeln angelegt, muss also die sektoralen, institutionellen, sozialrechtlichen und beruflichen Abgrenzungen im Gesundheitswesen überbrücken. Dies stellt gerade in Deutschland, wo diese Abgrenzung besonders stark ausgeprägt ist, häufig eine große Schwierigkeit dar.

Im Grunde bezieht sich Entlassungsmanagement daher auf *zwei* Handlungsfelder:

1. das Krankenhaus, in dem Vorarbeiten zur Mobilisierung, Förderung oder Stabilisierung der später benötigten Hilfen geleistet und wichtige Entscheidungen getroffen werden, und
2. die nachfolgende Versorgungsumgebung, in der ein Großteil der eingeleiteten Maßnahmen wirksam werden soll.

Konzepte des Entlassungsmanagements sehen deshalb fast immer irgendeine Aktivität im Anschluss an den Krankenhausaufenthalt vor. Das Spektrum dieser Aktivitäten ist, je nach Konzept, recht vielfältig. Es reicht von Telefonanrufen zur Überprüfung, ob sich alles plangemäß entwickelt hat, bis hin zu Hausbesuchen, bei denen die poststationäre Versorgungssituation eingeschätzt und bei Bedarf Unterstützung in Form von Anleitung und Beratung geleistet wird.

1.4   Exkurs: Der »Rahmenvertrag Entlassmanagement«

Schon seit vielen Jahren gibt es Bemühungen, auf gesetzlichem Weg eine Verbesserung der Unterstützung von Patienten und Angehörigen beim Übergang aus dem Krankenhaus in eine andere Versorgungsform zu erreichen. Mit der Verankerung des Entlassungsmanagements als Teil der Krankenhausbehandlung im SGB V ist auf normativer Ebene eine neue Qualität erreicht worden. Das Entlassungsmanagement wurde damit formal erheblich aufgewertet. Die Verpflichtung der Krankenhäuser, ein professionelles Entlassungsmanagement umzusetzen, erhielt größere Verbindlichkeit. Gleiches gilt für die Verpflichtung der Kostenträger, dies zu unterstützen.

Als Folge der Gesetzgebung trat Ende 2017 der »Rahmenvertrag über ein Entlassmanagement beim Übergang in die Versorgung nach Krankenhausbehandlung nach § 39 Abs. 1a Satz 9 SGB V« in Kraft. Er wurde abgeschlossen zwischen dem GKV-Spitzenverband als Spitzenverband der Kranken- und Pflegekassen, der Kassenärztlichen Bundesvereinigung und der Deutschen Krankenhausgesellschaft.

Dieser Rahmenvertrag regelt wichtige Grundsätze des Entlassungsmanagements, nach denen es von den Krankenhäusern im Versorgungsalltag gewährleistet werden soll. Er gibt keine bestimmte Organisationsform oder Konzeption vor, sondern enthält ein Mindest-Anforderungsprofil, das die Überleitung des Patienten sicherstellen soll. Die Vorgaben entsprechen in vielen Punkten dem Vorgehen beim pflegerischen Entlassungsmanagement. Differenziertes Assessment, Entlassungsplan und verschiedene andere wichtige Elemente finden Erwähnung. Auf den Expertenstandard wird im Rahmenvertrag exemplarisch Bezug genommen als eine Möglichkeit der konzeptionellen Konkretisierung. Es liegt in der Verantwortung des Krankenhauses, ein entsprechendes Konzept zu definieren und die Aufgaben der Berufsgruppen festzulegen und voneinander abzugrenzen.

Insoweit scheint mit der gesetzlichen Verankerung und dem Rahmenvertrag ein großer Schritt zur Weiterentwicklung des Entlassungsmanagements erfolgt zu sein. Bei genauerer Betrachtung zeigt sich allerdings, dass aus pflegerischer Perspektive keinesfalls nur Verbesserungen angestoßen wurden. Im Gegenteil: Der Bedeutungszuwachs des Entlassungsmanagements ist gekoppelt an ein Verständnis, in dem die Entlassungsvorbereitung vorrangig mit Verordnungen des Krankenhausarztes für die Zeit nach der Entlassung in Verbindung gebracht wird.

Diese Tendenz zeigt sich schon im erwähnten Rahmenvertrag, in dem die Voraussetzungen und die Durchführung der Verordnung von Arzneimitteln einen besonders wichtigen Stellenwert einnehmen. Das geht bis hinein in Detailfragen, die die zu verwendenden Vordrucke und Inhalte einzelner Felder in diesen Vordrucken betreffen. Dem gegenüber nehmen beispielsweise Maßnahmen der Beratung und Anleitung zur Förderung des Selbstmanagements der Patienten und Angehörigen, die im pflegerischen Entlassungsmanagement zentrale Bedeutung haben sollten, einen marginalen Stellenwert ein.

Die Umsetzung in der Praxis ist durch ähnliche Akzentuierungen gekennzeichnet. Im Vordergrund steht die Frage, wie das Verordnungsgeschehen möglichst funktional ausgestaltet werden kann. Verwaltungstechnische Abläufe und technische Anforderungen der Informationsübermittlung scheinen hierbei im Vordergrund zu stehen. Trotz vieler positiver Impulse droht mit den gesetzlichen und vertraglichen Neuerungen daher ein Rückschritt beim Aufbau professioneller Formen des Entlassungsmanagements nach internationalen Standards.

Daraus erwächst für die Pflege, aber auch für die Krankenhaus-Sozialarbeit das wichtige Erfordernis, den konzeptionellen Kern eines professionellen Entlassungsmanagements und die Merkmale der *patientenzentrierten* Hilfen, die dabei zu leisten sind, eindeutig zu beschreiben, zu kommunizieren und natürlich auch in der Praxis umzusetzen. Die in Kapitel 1.3 (▸ Kap. 1.3) präsentierten Handlungsgrundsätze können dabei eine Orientierungshilfe sein.

Gelingt es nicht, die Kooperationspartner wenigstens teilweise auf dieses Verständnis zu verpflichten und entsprechende Strukturen aufzubauen, entsteht die Gefahr, dass sich das Entlassungsmanagement zu einem bürokratischen Verordnungsmanagement entwickelt. Die vielfältigen Probleme, die Patienten und Angehörige im Zusammenhang mit der Entlassung erleben, blieben damit aber ungelöst.

2 Die Arbeitsschritte des Entlassungsmanagements

Pflegerisches Entlassungsmanagement sollte mit der Krankenhausaufnahme beginnen und erst enden, wenn der Patient das Krankenhaus bereits wieder verlassen hat und geprüft worden ist, ob alle Maßnahmen den gewünschten Erfolg gebracht haben. Am Anfang steht das Risikoscreening (initiales Assessment). Danach kann sich der Prozess, wie das folgende Schema erkennen lässt, verzweigen (▶ Abb. 2.1).

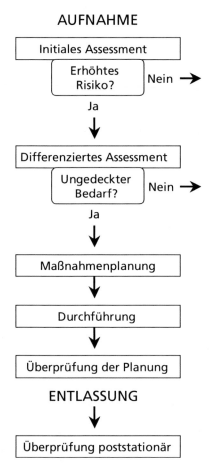

Abb. 2.1: Ablauf des Entlassungsmanagements

In den folgenden Kapiteln werden die einzelnen Schritte des Entlassungsmanagements und die dazu benötigten Instrumente ausführlich beschrieben.

2.1 Risikoscreening und erste Bedarfseinschätzung

»Die Pflegefachkraft führt mit allen Patient*innen und deren Angehörigen innerhalb von 24 Stunden nach der Übernahme der pflegerischen Versorgung eine erste kriteriengeleitete Einschätzung der erwartbaren poststationären Versorgungsrisiken und des Unterstützungsbedarfs durch. Diese Einschätzung wird bei Veränderung des Krankheits- und Versorgungsverlaufs überprüft und gegebenenfalls aktualisiert.« (DNQP 2019, P1a)

Am Anfang des Entlassungsmanagements steht die Identifizierung der Patienten, die Unterstützung bei der Bewältigung des Übergangs aus dem Krankenhaus in eine andere Versorgungsumgebung benötigen. Diese Aufgabe stellt sich *bei allen* neu aufgenommenen Patienten, sodass man hier auch von einem Screening sprechen kann. Der nationale Expertenstandard verwendet den Begriff *initiales Assessment*. Ziel ist *nicht* die differenzierte Erfassung des Bedarfs, sondern eine erste, grobe Einschätzung der Situation des Patienten und seiner Probleme, um ein erhöhtes *Risiko mangelnder Bewältigung* des Übergangs zu erkennen bzw. auszuschließen.

Welche Patienten benötigen Unterstützung?

Genau genommen benötigen alle oder fast alle Patienten in irgendeiner Form Unterstützung, denn alle haben nach der Entlassung bestimmte Anforderungen im Umgang mit Krankheits- und Behandlungsfolgen zu beachten. Beispielsweise geht jede Operation mit einem Bedarf an Nachbehandlung und Maßnahmen der Selbstpflege einher. Sie stellt die Patienten daher vor bestimmte Erfordernisse. Dazu gehören Selbst- bzw. Symptombeobachtung, Arztbesuche, der Umgang mit der Operationswunde einschließlich der Einhaltung spezieller Hygienevorschriften, ggf. auch die Einnahme von Medikamenten und die Anpassung des Alltagshandelns (z. B. Vermeidung von Handlungen, die Scherkräfte im Bereich der Wunde auslösen, Umstellung von Freizeitaktivitäten etc.).

Häufig kann sich die Unterstützung, die dadurch notwendig wird, auf Information und Aufklärung durch einen Arzt beschränken. Ein strukturiertes Entlassungsgespräch, das grundsätzlich einen Bestandteil der medizinischen und pflegerischen Versorgung im Krankenhaus darstellen sollte, wird daher bei der Mehrheit der Patienten ausreichen. Aus zwei Gründen können jedoch weitergehende Hilfen notwendig sein:

1. Möglicherweise ergeben sich aus der Erkrankung oder der ärztlichen Behandlung ungewöhnlich hohe Anforderungen oder schwerwiegende Probleme, die das Wissen und die Fertigkeiten des Patienten übersteigen.
2. Es kann jedoch auch bei weniger komplexen Krankheitsfolgen zu einer Überforderung des Patienten kommen, wenn dessen Wissen und Fertigkeiten schon bei verhältnismäßig geringen Anforderungen an ihre Grenze stoßen – vielleicht bedingt durch gesundheitliche Störungen, vielleicht aber auch durch eine prekäre soziale Situation (▶ Abb. 2.2).

In beiden Fällen wird der Patient ohne Unterstützung nicht zurechtkommen, wodurch die Wahrscheinlichkeit hoch ist, dass es zu Komplikationen kommt. Ein erhöhtes Risiko poststationärer Komplikationen ergibt sich also immer dadurch, dass die dem Patienten zur Verfügung stehenden Ressourcen nicht ausreichen, um die Belastungen, Probleme und Anforderungen, die nach der Krankenhausentlassung auftreten, allein zu bewältigen. Diese Sichtweise steht übrigens in Einklang mit der Neufassung des Pflegebedürftigkeitsbegriffs in der Pflegeversicherung, die seit 2017 verbindlich ist: Menschen benötigen pflegerische Unterstützung nicht, weil sie krank sind, sondern weil sie nicht über die Ressourcen verfügen, um gesundheitliche Probleme und ihre Folgen zu bewältigen.

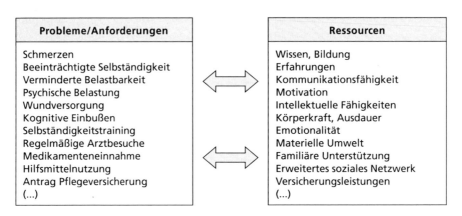

Probleme/Anforderungen	Ressourcen
Schmerzen	Wissen, Bildung
Beeinträchtigte Selbständigkeit	Erfahrungen
Verminderte Belastbarkeit	Kommunikationsfähigkeit
Psychische Belastung	Motivation
Wundversorgung	Intellektuelle Fähigkeiten
Kognitive Einbußen	Körperkraft, Ausdauer
Selbständigkeitstraining	Emotionalität
Regelmäßige Arztbesuche	Materielle Umwelt
Medikamenteneinnahme	Familiäre Unterstützung
Hilfsmittelnutzung	Erweitertes soziales Netzwerk
Antrag Pflegeversicherung	Versicherungsleistungen
(...)	(...)

Abb. 2.2: Probleme/Anforderungen und Ressourcen

Das initiale Assessment zielt im Grunde darauf ab, ein Ungleichgewicht zwischen Problemen/Anforderungen und Ressourcen aufzudecken, *ohne* sämtliche Einzelheiten in Erfahrung zu bringen. Kommt der Patient beispielsweise in dehydriertem Zustand im Krankenhaus an, so kann dies als Hinweis gelten, dass seine Ressourcen – einschließlich der Ressourcen seiner Umgebung – möglicherweise nicht ausreichen, um elementare gesundheitliche Anforderungen zu bewältigen. Dies gilt es dann im nächsten Schritt, d. h. mit dem differenzierten Assessment, näher zu prüfen.

Kriterien für das initiale Assessment

Es ist bei manchen Patienten schwer zu entscheiden, ob ein hohes oder niedriges Risiko vorliegt. Denn von Bedeutung sind hierbei viele Faktoren, die in unterschiedlichen Kombinationen auftreten können bzw. unterschiedlich zusammenwirken. Der Expertenstandard liefert in dieser Hinsicht keine eindeutige Definition, er benennt nur die wichtigsten Faktoren, die beim initialen Assessment berücksichtigt werden sollten. Dies ist auch sinnvoll, weil damit den Krankenhäusern und ihren Fachabteilungen die Möglichkeit bleibt, eine Lösung zu finden, die zur jeweiligen Patientenstruktur und den verfügbaren Ressourcen passt. Das bedeutet allerdings: *Eine Klärung bzw. eine konkrete Definition der Kriterien, mit denen das Risiko poststationärer Komplikationen erfasst werden kann, ist beim pflegerischen Entlassungsmanagement immer erforderlich.*

Die Kriterien müssen insbesondere zwei Anforderungen erfüllen: Sie müssen genügend sensitiv sein, um alle Patienten mit einem erhöhten Risiko verlässlich zu erfassen. Sie müssen zugleich so definiert werden, dass ihre Verwendung ohne großen Zeitaufwand möglich ist. Komplizierte Einschätzungsmethoden oder umfangreiche Assessmentbögen haben im heutigen Krankenhausalltag keine Chance auf Verwendung. Im Idealfall wird ein Instrument genutzt, welches das Aufnahmegespräch mit dem Patienten oder seinen Angehörigen um nicht mehr als ein bis zwei Minuten verlängert. Weil alle Patienten im Hinblick auf poststationäre Risiken in den Blick genommen werden sollen (Screening), ist dieser Punkt von besonderer Bedeutung.

Aufgrund vieler Forschungsergebnisse ist bekannt, welche Kriterien besonders wichtig und aussagekräftig bei der Risikoermittlung sind (vgl. dazu Wingenfeld 2005). Dazu gehören:

- *Ungeplante Wiederaufnahme*: Ist beispielsweise bekannt, dass der Patient vor drei Wochen aus dem gleichen Krankenhaus entlassen und nunmehr ungeplant wiederaufgenommen wurde, so liegt ein erhöhtes Risiko für poststationäre Probleme vor.
- *Mehrfache Krankenhausaufenthalte innerhalb des letzten Jahres*: Musste der Patient in der jüngeren Vergangenheit wiederholt im Krankenhaus behandelt werden, so ist das ein Zeichen für eine labile gesundheitliche oder eine labile Versorgungssituation. Unter diesen Umständen ist die Wahrscheinlichkeit erhöht, dass sich auch nach dem aktuellen Krankenhausaufenthalt Probleme einstellen. Ähnliches gilt für das mehrfache Aufsuchen einer Notaufnahme.
- *Prästationäre Pflegebedürftigkeit*: Menschen, die bereits im Vorfeld des Krankenhausaufenthalts (und unabhängig vom aktuellen Krankheitsereignis) auf pflegerische Unterstützung angewiesen waren, weisen ebenfalls ein hohes Risiko für poststationäre Probleme auf. Allein der Umstand, dass ein Patient einen Pflegegrad hat, ist ein verlässlicher Hinweis auf ein erhöhtes Risiko. Obwohl das Vorhandensein eines Pflegegrads bei der Patientenaufnahme meist leicht geklärt werden kann, wird diese Information in manchen Krankenhäusern leider nicht erfasst (oder erst spät, nachdem die Stellen für das Entlassungsmanagement eingeschaltet sind).

27

- *Kognitive Einbußen*: Es liegt auf der Hand, dass Menschen, deren Wahrnehmungsfähigkeit und Denkprozesse beeinträchtigt sind, nicht ohne Unterstützung Krankheits- oder Therapiefolgen bewältigen können. Sie erkennen möglicherweise nicht, wenn eine gesundheitlich problematische Situation eintritt, oder wissen nicht, was sie dann tun sollen. Ist bekannt, dass ein Patient kognitive Einbußen hat, so ist auch dies ein hinreichender Anhaltspunkt für das Risiko poststationärer Komplikationen.
- *Psychische Problemlagen und Verhaltensauffälligkeiten*: Hierfür gilt Ähnliches. Bei Menschen mit psychischen Störungen oder Verhaltensauffälligkeiten ist ebenfalls zu vermuten, dass sie Schwierigkeiten haben, gesundheitliche und andere Probleme nach dem Krankenhausaufenthalt ohne Hilfe zu bewältigen.
- *Erhebliche Beeinträchtigungen der Mobilität/Motorik*: Patienten, die bei der Fortbewegung auf Hilfen angewiesen sind oder Beeinträchtigungen der Grob- oder Feinmotorik zeigen, weisen ein allgemeines Handicap in der Bewältigung von Alltagsanforderungen, aber auch von besonderen krankheits- und therapiebedingten Anforderungen auf. Selbst einfache Handlungen, wie beispielsweise der Arztbesuch oder das Öffnen einer Tablettenpackung, können für diese Personen Probleme mit sich bringen. Ein erhöhtes Sturzrisiko kann ebenfalls daraus erwachsen.
- *Beeinträchtigung der Sinneswahrnehmung*: Wer nur noch einen geringen Teil seiner Sehfähigkeit besitzt oder wessen Gehör stark beeinträchtigt ist, kann ggf. große Schwierigkeiten haben, die Probleme und Anforderungen nach dem Krankenhausaufenthalt selbständig zu bewältigen. Auch die davon betroffenen Menschen gehören zu den »Risikogruppen«.
- *Hohes Alter*: Viele Forschungsergebnisse zeigen, dass ältere Menschen ein deutlich höheres Risiko poststationärer Komplikationen tragen als jüngere. Allerdings ist nicht definiert, was mit »hohem Alter« gemeint ist. Forschungsergebnisse setzen die Grenze häufig beim Alter von 65 Jahren an. Dies ist allerdings nicht zwingend. Es ist ebenso denkbar, andere, höhere Grenzen anzusetzen.
- *Geringes Alter*: Ebenso gilt, dass Kinder auf Unterstützung angewiesen sind. Das mag selbstverständlich erscheinen, ist aber wichtig dafür, dass in solchen Fällen verstärkt die Situation der Eltern in den Blick genommen wird. Ihnen bzw. ggf. anderen nahen Bezugspersonen kommt die Aufgabe zu, anstelle der Kinder die Bewältigungsarbeit zu übernehmen.
- *Voraussichtlich andauernde, hohe Anforderungen und Belastungen*: Bei Patienten, bei denen absehbar ist, dass eine ausgeprägte Schmerzsymptomatik auch nach der Krankenhausentlassung weiter anhält, ist ebenfalls überdurchschnittlich häufig mit Komplikationen zu rechnen. Vergleichbares gilt für andere Belastungen, die mit einer Erkrankung oder den Therapiefolgen zusammenhängen, beispielsweise häufige Übelkeit oder andauernde Erschöpfungszustände. Besondere pflege- oder therapiebedingte Anforderungen gehören ebenfalls in diesen Zusammenhang. Allerdings ist bei ihnen nicht eindeutig zu definieren, wie hoch die Anforderungen sein müssen, um von einem Bedarf an Unterstützung ausgehen zu können. Dies bleibt dann der weiteren, differenzierteren Einschätzung vorbehalten. Auch hier ist zu berücksichtigen, dass mitunter die Belastungen weniger die Patienten selbst als die Angehörigen tragen. Zum Teil ist es hilfreich, die jeweils

vorliegende Erkrankung als Hinweis auf das voraussichtliche Andauern von Belastungen und Anforderungen zu verwenden (oder die anstehende Therapie). Bei bestimmten Erkrankungen, etwa einem Schlaganfall, einem Herzinfarkt oder Tumorerkrankungen, ist die Frage nach der Schwere von Belastungen und Anforderungen leicht zu beantworten. Gleiches gilt für therapeutische Prozeduren wie Herzoperationen, Transplantationen oder eine Chemotherapie. In vielen Fällen liegen die Dinge jedoch weniger klar auf der Hand.

- *Prekäre Lebens- oder Versorgungssituation*: Damit sind wohnungslose Patienten ebenso angesprochen wie Patienten aus instabilen sozialen Lebensverhältnissen. Auch wenn es offensichtliche Hinweise auf prästationäre Versorgungsdefizite gibt, ist von einem erhöhten Risiko poststationärer Komplikationen auszugehen.
- *Patienten mit infauster Prognose*: Menschen mit einer krankheitsbedingt verkürzten Lebenserwartung gehören per se zu den Patientengruppen, die überdurchschnittlich häufig auf Unterstützung in Form des Entlassungsmanagements angewiesen sind.

Ein Beispiel für die Überführung dieser Risikofaktoren in ein Instrument zur kriteriengestützten Einschätzung findet sich im Anhang A (▸ Anhang A).

In manchen Fachbereichen ist grundsätzlich von einem erhöhten Risiko für poststationäre Probleme auszugehen. Dies gilt beispielsweise für Frühgeborenenstationen, die Geriatrie oder psychiatrische Fachabteilungen. Bei den betreffenden Patienten kann das initiale Assessment übersprungen und sofort mit dem differenzierten Assessment begonnen werden, d.h. mit der Prüfung der Frage, ob bzw. welcher Unterstützungsbedarf vorliegt.

Auch bestimmte Erkrankungen geben Hinweise auf ein erhöhtes Risiko, unabhängig davon, ob es sich um die Haupt- oder die Nebendiagnose handelt. Dazu gehören

- psychische Erkrankungen bzw. Störungen,
- demenzielle Erkrankungen,
- schwerwiegende Herz-Kreislauf-Erkrankungen (z.B. Schlaganfall, Herzinsuffizienz),
- Krebserkrankungen,
- Verletzungen mit langanhaltenden Folgen wie Oberschenkelhalsfraktur oder Hirnschädigungen.

Diese Liste ist nicht abschließend. Sie soll nur verdeutlichen, dass es neben den oben genannten Kriterien auch möglich ist, ergänzend bestimmte Erkrankungen zum Kriterium zu machen. Es sind im Regelfall solche Erkrankungen, die die Gesamtkonstitution des Patienten schwächen, seine Fähigkeiten zur allgemeinen Alltagsbewältigung stark beeinträchtigen oder mit besonderen Anforderungen an sein Alltagshandeln und sein Selbstmanagement einhergehen.

Bei der Festlegung von Kriterien muss man sich immer bewusst machen, dass es im ersten Schritt nur darum geht, Patienten mit einem erhöhten Risiko für poststationäre Probleme zu identifizieren. Ob Patienten, die ein solches erhöhtes Risiko aufweisen, dann tatsächlich der Unterstützung in Form des Entlassungsmanagements bedürfen, ist eine zweite Frage. So kann es sein, dass ein Patient zwar erhebliche Mobilitätseinbußen und vielleicht auch weitere funktionelle Beeinträchtigungen aufweist, dass jedoch die daraus resultierende Beeinträchtigung der Selbstversorgungsfähigkeit durch seine Angehörigen vollständig kompensiert wird. Ähnliches gilt im Grundsatz sogar für Personen mit schwerwiegenden Erkrankungen. Auch hier findet man Patienten, die zwar erhebliche Belastungen und Anforderungen nach der Entlassung zu bewältigen haben, aber durch Angehörige, Ärzte und andere Dienste bereits ausreichend unterstützt werden und auch keinen Informations- oder Beratungsbedarf aufweisen.

Dies wird erst im nächsten Schritt des Entlassungsmanagements festgestellt, nicht bereits beim Risikoscreening. Denn die Bedarfseinschätzung erfordert ein deutlich differenzierteres Vorgehen als das Risikoscreening. Vereinfacht gesagt: *Das Risikoscreening liefert eine Antwort auf die Frage, welche Patienten einen Bedarf an Hilfen in Form des Entlassungsmanagements haben könnten. Ob sie ihn tatsächlich haben, wird dann mit dem differenzierten Assessment festgestellt* (► Kap. 2.2).

Einen Sonderfall für die Risikoeinschätzung stellt der gesamte Bereich der Geburtshilfe dar. Die meisten der oben aufgeführten Kriterien wären hier unpassend, insbesondere wenn sie auf die Situation vor dem Krankenhausaufenthalt Bezug nehmen. Selbst eine mit Komplikationen verbundene Schwangerschaft stellt nicht unbedingt einen verlässlichen Anhaltspunkt dar. Sie gibt eventuell Hinweise auf ein Risiko bei der Geburt, aber nicht unbedingt für die Zeit nach der Krankenhausentlassung. Für den Bereich der Geburtshilfe ist es empfehlenswert, die Gesundheit des Kindes zum Kriterium zu machen. Bei allen Kindern, die gesundheitlich auffällig sind (einschließlich Frühgeborene), ist das Risiko gesundheitlicher Probleme nach der Entlassung höher als bei anderen Kindern. In diesen Fällen sollte daher überprüft werden, ob alle Unterstützungsleistungen nach der Entlassung verfügbar sind (sowohl der Eltern als auch eventuell benötigte professionelle Hilfen) und ob das Kind in eine geeignete Versorgungsumgebung wechselt. Die Kriterien für das Risikoscreening sind hier also sehr überschaubar.

Kritisch zu sehen ist der Hinweis im Expertenstandard, bei kognitiv beeinträchtigten Patienten solle schon beim Risikoscreening eine Einbeziehung der Angehörigen erfolgen. Hier wird die Funktion des Risikoscreenings verkannt: Ist bereits offenkundig oder liegt eine Information des einweisenden Arztes vor, dass der Patient kognitiv beeinträchtigt ist, so muss schon allein deshalb von einem erhöhten Risiko für poststationäre Probleme ausgegangen werden. Die zusätzliche Einbeziehung der Angehörigen in das Risikoscreening ist, anders als bei der differenzierten Bedarfseinschätzung, in diesem Fall nicht erforderlich.

Zeitpunkt des Screenings und Zuständigkeit

Das Screening sollte gleich zu Beginn des Krankenhausaufenthalts stattfinden, dem Expertenstandard zufolge innerhalb von 24 Stunden nach der Aufnahme. Ausschlaggebend dafür ist die Erfahrung, dass das Entlassungsmanagement zum Teil zu spät eingeleitet wird, wenn es nicht fester Bestandteil der Prozeduren zu Beginn des

Krankenhausaufenthalts ist. Es bietet sich deshalb an, das Screening im Rahmen des Aufnahmegesprächs durchzuführen.

Damit ist bereits ein Hinweis auf eine mögliche Zuordnung der Zuständigkeit gegeben. Das Screening sollte durch diejenige Person durchgeführt werden, die auch die Pflegeanamnese durchführt, und das sind häufig die Pflegenden auf den Krankenhausstationen. Wenn das Entlassungsmanagement durch spezialisierte Stellen durchgeführt wird (etwa durch eine Stelle für Pflegeüberleitung), erfolgt bei einem positiven Ergebnis (erhöhtes Risiko liegt vor) die Benachrichtigung dieser Stellen.

Es gibt aber auch andere Lösungen. Wenn bei der Krankenhausaufnahme ein Risikoscreening obligatorisch ist, können auch andere Konstellationen sinnvoll sein. Exemplarisch sei auf das Land Nordrhein-Westfalen hingewiesen. Hier wurden die Krankenhäuser im Rahmen der Krankenhausplanung 2015 zu einem Screening mit dem Ziel der Identifizierung besonders vulnerabler Patienten in hohem Alter verpflichtet, wobei der Einsatz des Instruments ISAR (s. u.) als eine mögliche Option benannt wurde. Kommen solche Instrumente unabhängig vom Entlassungsmanagement zum Einsatz, liegt es natürlich nahe, eine sinnvolle Gesamtlösung zu entwickeln, wobei die Zuständigkeit dann nicht unbedingt bei der Pflege liegen muss und ggf. auch Ärzte das Risikoscreening übernehmen können.

Veränderungen während des Krankenhausaufenthalts

Es ist wichtig, dass die Pflegenden auf den Stationen nach dem Screening darauf achten, ob sich die Situation jener Patienten verändert, bei denen kein erhöhtes Risiko für poststationäre Probleme festgestellt wurde. Das betrifft nur einen Teil der oben genannten Kriterien. Aspekte wie prästationäre Krankenhausaufenthalte oder prästationäre Pflegebedürftigkeit sind Merkmale, die sich im Verlauf des Krankenhausaufenthalts nicht verändern. Die funktionellen Fähigkeiten des Patienten allerdings können sich im Verlauf der Krankenhausbehandlung erheblich verändern. Das gilt für körperliche und geistige Fähigkeiten gleichermaßen. So erleben nicht gerade wenige hochaltrige Menschen einen Verlust an kognitiven Fähigkeiten infolge einer starken Belastung durch chirurgische Eingriffe. Diese Einbußen geben sich bei vielen Patienten im Laufe der Zeit, aber es gibt auch Patienten, bei denen der Zustand der Verwirrtheit über die Entlassung hinaus anhält. Das Entlassungsmanagement muss auf diese Entwicklungen reagieren.

Es kann also sein, dass beim Risikoscreening zu Beginn des Aufenthalts kein erhöhtes Risiko festgestellt wurde, dies aber im weiteren Verlauf sichtbar wird. Dann ist es Aufgabe der Bezugspflegenden, die weiteren Schritte einzuleiten: Hierunter fällt, das differenzierte Assessment für das pflegerische Entlassungsmanagement durchzuführen bzw. die dafür zuständigen Stellen zu informieren.

Um dies sicherzustellen, können bestimmte Regeln für das Vorgehen der Pflegenden auf den Stationen festgelegt werden. Beispiele:

- In den nichtoperativen Fachabteilungen wird etwa zur Mitte des Krankenhausaufenthalts bei allen Patienten im Alter von über 65 Jahren eine kurze Kriterienliste zur Aktualisierung der Risikoeinschätzung ausgefüllt.

- In allen operativen Bereichen erfolgt dies eine angemessene Zeit nach dem chirurgischen Eingriff. Wann der richtige Zeitpunkt ist, lässt sich nicht pauschal sagen. Dies hängt u. a. davon ab, wie schwerwiegend der Eingriff war und welche Form der Anästhesie gewählt wurde.

Wie gesagt: Es müssen nicht sämtliche Risikofaktoren noch einmal überprüft werden, die Liste der relevanten Aspekte ist sogar recht kurz. Die Klärung folgender Fragen sollte im Mittelpunkt stehen:

- Hat der Patient ungewöhnliche kognitive Einbußen, psychische Probleme oder Verhaltensweisen entwickelt? Zeigt er anhaltende Verwirrtheit oder ist er sehr ängstlich?
- Zeigen sich neue Beeinträchtigungen der Mobilität/Motorik, die voraussichtlich auch bei der Krankenhausentlassung noch vorhanden sein werden?
- Sind durch die Krankenhausbehandlung hohe Anforderungen oder Belastungen für den Patienten entstanden, die auch über die Krankenhausentlassung hinaus anhalten werden? Sind durch die Diagnostik gesundheitliche Probleme aufgedeckt worden, die einen andauernden Versorgungsbedarf nach der Entlassung erwarten lassen? Gibt es eine infauste Prognose?
- Gibt es neue Erkenntnisse über eine prekäre Lebens- und Versorgungsumgebung nach der Entlassung?

Diese Fragen gelten natürlich nur für Patienten, bei denen bei der Krankenhausaufnahme ein Screening durchgeführt wurde, ohne dass erhöhte Risiken festzustellen waren. Wurde dies aus irgendwelchen Gründen versäumt, so muss das vollständige Screening nachgeholt werden. Schwierigkeiten, das Risikoscreening zu Beginn des Krankenhausaufenthalts durchzuführen oder abzuschließen, können beispielsweise dann auftreten, wenn Patienten in eingetrübtem Bewusstseinszustand notfallmäßig aufgenommen werden. Diese Patienten können selbst keine Auskunft geben, sodass die Mitarbeiter des Krankenhauses auf Angaben der Angehörigen oder anderer Bezugspersonen angewiesen sind. Aber nicht immer sind Angehörige in der Aufnahmesituation anwesend und auch nicht immer in der Lage, in dieser für sie selbst belastenden Situation Auskünfte zu geben. Unter diesen Umständen sollte versucht werden, das Risikoscreening so rasch wie möglich nachzuholen bzw. zu vervollständigen. Für das pflegerische Entlassungsmanagement ist es sehr wichtig, diese Konstellationen im Blick zu behalten, weil sie typischerweise zu Lücken in der Bedarfsfeststellung führen.

Instrumente

Es gibt verschiedene Assessmentinstrumente, die für die Risikoeinschätzung im Entlassungsmanagement verwendet werden; die meisten stammen aus dem englischsprachigen Raum. Inzwischen haben einige Instrumente auch in Deutschland Verbreitung gefunden.

Dazu gehört u. a. der »Blaylock Risk Assessment Screen« (BRASS – Daly et al. 2000, Engeln et al. 2006). Andere, ähnlich aufgebaute Instrumente, beispielsweise die

Screening-Instrumente »Identification of Seniors at Risk« (ISAR – Dendukuri et al. 2004) oder »Probability of Repeated Admission« (PRA – Holland et al. 2003), liegen bislang nicht in deutscher Übersetzung vor.

Am Beispiel des Instruments BRASS lassen sich die Funktionsweise, aber auch die Grenzen standardisierter Risikoeinschätzungen verdeutlichen. BRASS wird, wie im professionellen Entlassungsmanagement üblich, direkt nach der Krankenhausaufnahme eingesetzt. Das Ergebnis der Einschätzung wird als Punktwert dargestellt, der die Stärke des Risikos ausdrückt (geringes, mittleres und hohes Risiko). Es wird empfohlen, ab einem mittleren Risiko ein Entlassungsmanagement einzuleiten. Mittleres Risiko bedeutet hier, dass zwar vermutlich ein Bedarf an umfangreicher Unterstützung besteht, ein Übergang in eine stationäre Pflegeeinrichtung jedoch nicht wahrscheinlich ist. Anders bei Patienten mit einem hohen Risiko: Hier wird eine hohe Wahrscheinlichkeit angenommen, dass der Patient nicht in die häusliche Umgebung zurückkehren kann, sondern früher oder später in einer stationären Pflegeeinrichtung aufgenommen werden muss.

BRASS arbeitet mit zehn Kriterien, die größtenteils in den oben genannten Kriterien enthalten sind. Neben Alter, körperlichen und kognitiven Fähigkeiten, Verhaltensweisen, Mobilität, sensorischen Defiziten und früheren Krankenhausaufenthalten wird mit BRASS auch die Anzahl gesundheitlicher Probleme (Erkrankungen) und die Anzahl der regelmäßig einzunehmenden Medikamente erfasst, ebenso die Frage, ob der Patient Unterstützung durch Angehörige oder andere Bezugspersonen erhält.

Die Erfahrungen mit dem Instrument sind nicht durchweg positiv. Daher wurde u. a. eine Veränderung der Altersgrenzen, der Grenzwerte zur Unterscheidung der Risikostufen und einiger anderer Details empfohlen. Es zeigte sich, wie schwierig es ist, ein Risiko poststationärer Komplikationen statistisch exakt vorherzusagen. Statistische Genauigkeit ist in der Praxis des initialen Assessments allerdings auch nicht erforderlich. Ein Instrument erfüllt in diesem Fall seinen Zweck schon dann, wenn mit ihm die Frage beantwortet werden kann, bei welchen Patienten eine vertiefende Einschätzung angezeigt ist. Das leisten nicht nur Instrumente wie BRASS, sondern auch einfache Kriterienlisten, die ohne komplizierte Methoden zur Bildung eines Punktwertes auskommen.

Vor diesem Hintergrund findet man im nationalen Expertenstandard nach wie vor keine Empfehlung für ein bestimmtes Einschätzungsinstrument. Verlangt wird lediglich eine *kriteriengestützte* Einschätzung. Das schließt auch solche Verfahren ein, die eher einer Checkliste mit klar definierten Vorgaben als einem komplizierten Einschätzungsinstrument gleichen.

Anhand der oben aufgeführten Kriterien können Krankenhäuser unschwer eigene Instrumente entwickeln, und zwar so, dass sie möglichst gut an die Situation der jeweiligen Patientengruppen angepasst sind. Das ist möglich, weil all diese Kriterien jeweils einen besonders wichtigen Risikofaktor darstellen. Es muss also bereits dann von einem erhöhten Risiko poststationärer Komplikationen ausgegangen werden, wenn *eines* der Kriterien erfüllt ist. So genügt es zu wissen, dass ein Patient innerhalb der letzten zehn Monate drei Krankenhausaufenthalte hinter sich hat, um daraus zu schließen, dass ein erhöhtes Risiko vorliegt und eine differenzierte Einschätzung eingeleitet werden sollte. Gleiches gilt für Patienten mit kognitiven Beeinträchtigungen. Hier ist ebenfalls mit Sicherheit von einem erhöhten Risiko auszugehen.

Streng genommen muss das initiale Assessment nicht zu Ende geführt werden, wenn ein Risikofaktor entdeckt wurde. Denn dann steht fest, dass eine genauere Abklärung erforderlich und somit der nächste Schritt des Entlassungsmanagements einzuleiten ist. Es kann jedoch sinnvoll sein, sämtliche Kriterien auch dann zu überprüfen, wenn bereits das erste Kriterium ein erhöhtes Risiko anzeigt. Um beim oben genannten Beispiel zu bleiben: Bei Patienten mit mehreren Krankenhausaufenthalten im Vorfeld ist es für die Risikoeinschätzung eigentlich nicht erforderlich, weitere Kriterien zu erfassen. Allerdings sind zusätzliche Informationen aus dem Risikoscreening möglicherweise auch für andere Zwecke von Bedeutung. Für die Pflege auf der Station ist es beispielsweise sehr wichtig zu wissen, ob der Patient kognitive Einbußen aufweist und ob damit zu rechnen ist, dass er im Verlauf des Krankenhausaufenthalts Verhaltensprobleme entwickelt.

Prüfung und Optimierung des Risikoscreenings

Das Risikoscreening ist gewissermaßen das Eingangstor in das Entlassungsmanagement. Das Ergebnis entscheidet darüber, ob eine differenzierte Einschätzung durchgeführt und weitere Maßnahmen eingeleitet werden. Aufgrund dieser großen Bedeutung ist es empfehlenswert, die verwendeten Risikokriterien im Laufe der Zeit zu überprüfen. Das ist relativ leicht machbar, indem verglichen wird, inwieweit die identifizierten »Risikopatienten« tatsächlich einen Bedarf an Entlassungsmanagement aufweisen, d. h. durch einen Vergleich der Ergebnisse des Risikoscreenings und der differenzierten Bedarfseinschätzung (▶ Kap. 2.2). Führt man einige Monate lang diesen Vergleich durch, so lässt sich feststellen, welche Risikokriterien besonders aussagekräftig sind und welche nicht. Auf diese Art und Weise lässt sich das Verfahren der Identifizierung der Patienten mit Bedarf optimieren. Dies kostet zwar etwas Zeit, kann aber dennoch lohnend sein, weil eine Optimierung des Risikoscreenings letztlich dazu führt, zielgerichteter zu arbeiten und Patienten mit Bedarf sicherer zu identifizieren.

In der Praxis des Entlassungsmanagements ist das Risikoscreening ein kritischer Punkt. Die frühzeitige Erfassung eines möglichen Risikos entscheidet darüber, ob das Entlassungsmanagement eingeleitet wird, vor allem: ob es *rechtzeitig* eingeleitet wird. Dies ist im Zeitalter der *Diagnosis Related Groups (DRGs)* wichtiger denn je. Die Erfahrung zeigt, dass gerade der fachgerechte Einstieg in den Prozess des Entlassungsmanagements den Ausschlag für die Effektivität der Arbeit gibt. Das beste Konzept eines Entlassungsmanagements ist nutzlos, wenn der Prozess erst kurz vor der Entlassung, beispielsweise einen Tag vor dem Entlassungstermin, eingeleitet wird, weil irgendjemandem auf der Station am Ende doch noch aufgefallen ist, dass der Patient Unterstützung benötigen könnte. Innerhalb einer so kurzen Frist kann aber kein fach- bzw. bedarfsgerechtes Entlassungsmanagement durchgeführt werden. In einer solchen Situation sind nur »Feuerwehreinsätze« möglich, die die größten Probleme verhindern.

Das Risikoscreening ist kein besonders aufwändiger oder fachlich besonders anspruchsvoller Baustein des Entlassungsmanagements. Und dennoch bereitet die

Einführung häufig große Schwierigkeiten. Viele Krankenhäuser, die eine Stelle für das pflegerische Entlassungsmanagement eingerichtet haben, entscheiden sich lieber für den traditionellen Weg der Zuweisung des Patienten durch die Ärzte (manchmal auch durch die Pflegekräfte) der Stationen, ohne ein instrumentengestütztes Risikoscreening zur Pflicht zu machen. Der Grund besteht darin, dass sie dessen Bedeutung unterschätzen oder die Einführung für nicht umsetzbar halten. In der Folge entstehen dann aber oft die oben angedeuteten Probleme, die das Konzept entwerten und letztlich auch zu einer schlechten Kosten-Nutzen-Bilanz führen. Deshalb lohnt es sich, bei der Einführung oder Weiterentwicklung des Entlassungsmanagements an dieser Stelle Aufwand zu investieren. Aufgrund seiner zentralen Bedeutung sollte das initiale, kriteriengestützte Assessment also *immer* Bestandteil des Aufnahmegesprächs sein. Professionelles Entlassungsmanagement und seine Vorteile lassen sich nicht allein dadurch erreichen, dass man eine entsprechende Personalstelle schafft. Die Arbeitsabläufe auf den Stationen und die Art der Zusammenarbeit müssen ebenfalls weiterentwickelt werden.

2.2 Vertiefende Bedarfseinschätzung

»Die Pflegefachkraft führt bei identifiziertem poststationärem Versorgungsrisiko bzw. Unterstützungsbedarf eine differenzierte Einschätzung mit Patient*innen und Angehörigen mittels geeigneter Kriterien durch bzw. veranlasst dieses.« (DNQP 2019, P1b)

Das differenzierte Assessment setzt ein, nachdem festgestellt wurde, dass der Patient ein erhöhtes Risiko für poststationäre Probleme aufweist. Während das initiale Assessment lediglich dazu dient, die Frage nach einem erhöhten Risiko zu beantworten, geht es nunmehr darum festzustellen, welchen Unterstützungsbedarf der Patient hat. Bedarf umfasst in diesem Fall die Gesamtheit der Hilfen, die ein Patient benötigt, um die Probleme, Anforderungen und Belastungen nach der Krankenhausentlassung erfolgreich zu bewältigen.

Insofern stellt das differenzierte Assessment für die Mitarbeiter im Krankenhaus ein eher ungewöhnliches Vorgehen dar. Denn es geht nicht allein um die Frage, welche Unterstützung der Patient während des Krankenhausaufenthalts benötigt. Das Assessment bezieht sich in erster Linie auf eine zukünftige Situation, nämlich auf die Frage, welche Anforderungen und Probleme nach der Krankhausentlassung zu erwarten sind. Das bedeutet, dass sich die Einschätzung auf Sachverhalte oder Personen bezieht, die für das Leben des Patienten außerhalb des Krankenhauses von zentraler Bedeutung sind. So gehören zum differenzierten Assessment unbedingt eine Einschätzung der häuslichen Umgebung (sofern der Patient nicht in einem Heim lebt) sowie eine Einschätzung der Situation der Angehörigen, die häufig eine zentrale Rolle bei der Unterstützung des Patienten nach der Entlassung einnehmen.

Instrumente für das differenzierte Assessment

Der Expertenstandard schreibt, ähnlich wie beim initialen Assessment, keine bestimmten Instrumente vor. Bereits bei der Aktualisierung des Standards im Jahr 2009 ergaben sich an diesem Punkt bestimmte Veränderungen. So fand sich in der ursprünglichen Fassung aus dem Jahr 2002 noch die Empfehlung, Instrumente wie den Barthel-Index oder den Functional Independence Measure® (FIM) zu verwenden. Die aktualisierte Bewertung von Forschungsergebnissen führte jedoch dazu, von dieser Empfehlung Abstand zu nehmen (DNQP 2009). Einige Buchbeiträge, auch Übersetzungen aus dem englischsprachigen Raum, beinhalten zwar solche Empfehlungen, sie müssen jedoch kritisch bewertet werden. Instrumente wie der Barthel-Index wurden nicht für die Verwendung im pflegerischen Entlassungsmanagement entwickelt, und bei genauerer Betrachtung zeigt sich auch, dass ihre Anwendung nur wenig neue Erkenntnisse über die betreffenden Patienten bringt. Ähnliches gilt für andere Instrumente, die für andere Verwendungszwecke erarbeitet wurden. In der Praxis des Entlassungsmanagements in anderen Ländern wird eine Vielzahl unterschiedlicher Instrumente angewendet, häufig Instrumente, die von den Krankenhäusern selbst entwickelt wurden oder, wenn sie auf anderen Instrumenten aufbauen, stark modifiziert und an die eigenen Verwendungserfordernisse angepasst worden sind.

Es gibt einige Instrumente, die zwar nicht für das pflegerische Entlassungsmanagement entwickelt worden sind, aber dennoch für begrenzte Fragestellungen großen Nutzen versprechen. Damit sind Instrumente gemeint, die einen bestimmten Ausschnitt der Ressourcen und Probleme des Patienten abdecken. Dazu gehören beispielsweise Instrumente zur Erfassung von Verhaltensproblemen oder kognitiven Fähigkeiten. In anderen Ländern, insbesondere in den Vereinigten Staaten, ist es zum Teil üblich, Einschätzungsinstrumente wie ein Baukastensystem zu verwenden. Für verschiedene Probleme liegt dann jeweils ein bestimmtes Instrument vor, und je nachdem, ob bei einem Patienten das betreffende Problem vorhanden ist, kommen diese Instrumente zum Einsatz oder nicht. Für die Krankenhauspflege in Deutschland dürfte das kein empfehlenswertes Vorgehen sein, weil hierzulande gerade im Bereich der pflegerischen Diagnostik eine ganz andere Kultur vorherrscht. Dennoch kann es für bestimmte Versorgungsbereiche sinnvoll sein, Instrumente für begrenzte Fragestellungen zu verwenden oder zumindest zu prüfen, ob sie nutzbringend weiterentwickelt werden können.

Ähnlich wie beim Risikoscreening muss auch beim differenzierten Assessment ein sinnvoller Kompromiss zwischen Aufwand und Umfang der mit dem Assessment erfassten Information gefunden werden. Der Sache nach kommt es darauf an, die Situation des Patienten, seine Probleme und Ressourcen sowie die auf ihn zukommenden Probleme so differenziert wie möglich zu erfassen. Der Arbeitsalltag im Krankenhaus zwingt allerdings dazu, Methoden bzw. Instrumente auszuwählen, deren Anwendung nicht allzu aufwändig ist.

Um an diesem Punkt richtige Entscheidungen treffen zu können, sollte man sich vergegenwärtigen, welche Eigenschaften ein Instrument für das differenzierte Assessment aufweisen sollte. Ein Instrument muss mindestens drei Funktionen erfüllen: Es muss dazu geeignet sein,

1. die Probleme des Patienten zu erfassen,
2. die Ressourcen des Patienten zu beschreiben und
3. den Unterstützungsbedarf sowie die Deckung des Unterstützungsbedarfs abzubilden.

Inhaltliche Dimensionen des Assessments

An dieser Stelle soll keine abschließende Liste der Inhalte präsentiert werden, die im Rahmen des Assessments zu berücksichtigen sind. Auch hier gilt der Grundsatz, dass Instrumente auf die jeweiligen Fachabteilungen bzw. Patientengruppen zugeschnitten sein sollten. Die Bereiche allerdings, die prinzipiell von Bedeutung sein können, lassen sich durchaus anhand von Erfahrungen in Deutschland und anderen Ländern beschreiben.

Die *Problemerfassung* beim pflegerischen Assessment sollte folgende Bereiche berücksichtigen:

- gesundheitliche Probleme (Erkrankungen und daraus resultierende Belastungen wie beispielsweise Schmerzen),
- besondere Risiken (beispielsweise Sturzrisiken),
- Beeinträchtigungen der Selbständigkeit im Bereich alltäglicher Lebensaktivitäten,
- Verhaltensauffälligkeiten und emotionale Probleme,
- Wohnsituation,
- Probleme im Bereich der sozialen Lebenssituation (Berufstätigkeit, Verantwortung für andere Menschen),
- finanzielle Situation und Leistungsansprüche.

In all diesen Bereich kann es zu Belastungen, Beeinträchtigungen oder anderen Problemen kommen, die der Patient allein nicht mehr bewältigen kann. Inwieweit er dazu in der Lage ist, hängt von den individuellen Ressourcen und den Ressourcen seiner Umgebung ab. Betrachten wir zunächst die individuellen Ressourcen, die man auch als personale Ressourcen bezeichnen kann, also Fähigkeiten und Eigenschaften, die zur Person des Patienten gehören. Diese Merkmale umfassen:

- Wissen und Fertigkeiten,
- Gestaltungskompetenz, also die Fähigkeit, den Lebensalltag selbständig zu organisieren, sodass den Konsequenzen der Erkrankung oder auch den Anforderungen einer Therapie Rechnung getragen wird,
- Motivation zu aktivem Handeln (eine der wichtigsten Voraussetzungen für eine erfolgreiche Bewältigung krisenhafter Phasen der gesundheitlichen Entwicklung).

Davon zu unterscheiden sind die Ressourcen der Umgebung des Patienten. Dazu gehören:

- das soziale Netzwerk, das häufig den wichtigsten Beitrag zur Unterstützung im Lebensalltag kranker Menschen leistet,

- die materielle Lebensumgebung (räumliche Umgebung und Hilfsmittel),
- formelle Unterstützung, die der Patient bereits vor der Aufnahme in das Krankenhaus genutzt hat (z. B. fachärztliche Behandlung, ambulante Pflegedienste, hauswirtschaftliche Unterstützung).

Die Ressourcen sind das, was der Patient nutzen kann, um die Probleme und Anforderungen, die oben genannt wurden, erfolgreich zu bewältigen. Sind diese Ressourcen nicht vorhanden, entsteht ein *Bedarf*. Diese grundlegende Sichtweise ist charakteristisch für viele Pflegebereiche und findet sich beispielsweise auch in den Arbeiten der Pflegetheoretikerin D. Orem (1997) wieder. Sie unterscheidet zwischen Selbstpflegeerfordernissen und Selbstpflegefähigkeiten (im weitesten Sinne: Probleme und Ressourcen) und geht davon aus, dass ein Unterstützungsbedarf immer dann entsteht, wenn die Selbstpflegefähigkeiten nicht ausreichen, um die aktuellen Erfordernisse und Probleme zu bewältigen. Dann entsteht Bedarf, verstanden als Gesamtheit der Maßnahmen oder Leistungen, die erforderlich sind, um Anforderungen und Problemen gerecht zu werden.

Die Darstellung des Bedarfs muss beim pflegerischen Entlassungsmanagement einen relativen breiten Blickwinkel anlegen. Es geht hier nicht nur um den Bedarf an bestimmten pflegerischen Maßnahmen, es kommt vielmehr darauf an, die Gesamtsituation des Patienten einzuschätzen. Gerade bei der Feststellung des Bedarfs darf nicht vergessen werden, dass Entlassungsmanagement eine multidisziplinäre Aufgabe ist, bei der der Pflege zwar eine besondere Verantwortung zukommt, bei der jedoch ebenso andere Versorgungsleistungen einzubeziehen sind.

Die inhaltlichen Bereiche der Bedarfsfeststellung könnten beispielsweise folgendermaßen gegliedert werden (▶ Anhang B):

- Klärung von Leistungsansprüchen,
- Klärung von rechtlichem und sozialrechtlichem Status (Einrichtung einer Betreuung, Beantragung eines Schwerbehindertenausweises und Ähnliches),
- Unterstützung im Haushalt (Bedarf an hauswirtschaftlichen Hilfen),
- Umsetzung ärztlicher Verordnungen (z. B. Therapiemaßnahmen wie Ergotherapie, Logopädie oder Physiotherapie),
- Hilfsmittel- und Pflegehilfsmittelbedarf,
- Pflegerische Unterstützung in den verschiedenen Bereichen,
- Veränderung/Anpassung der Wohnsituation,
- Anpassung der medizinischen Behandlung,
- Information, Beratung und Anleitung zur Verbesserung des selbständigen Umgangs mit der Erkrankung (Patient),
- Information, Beratung und Anleitung der Angehörigen, ggf. auch Bedarf der Angehörigen an Entlastungsangeboten.

Diese Auflistung zeigt, dass das Entlassungsmanagement in verschiedenen Punkten auf die interdisziplinäre Abstimmung bzw. Verständigung angewiesen ist. Eine der Aufgaben des pflegerischen Entlassungsmanagements besteht darin, die Feststellungen zum Bedarf, die von den verschiedenen Berufsgruppen getroffen werden, zu erfassen, zu bündeln und in Handlungen umzusetzen. Wenn also darauf hingewiesen wird, dass auch der Bedarf im Zusammenhang mit einer Veränderung der medizinischen Behandlung zu erfassen ist, so heißt das nicht, dass die zuständige Pflegefachkraft selbständig und unabhängig von den anderen Berufsgruppen medizinische Einschätzungen vornimmt. Dazu ist sie in der Regel nicht autorisiert und oft auch nicht in der Lage.

Ein differenziertes Assessment durchzuführen beinhaltet also auch die Aufgabe, alle relevanten Informationen und Einschätzungen anderer Berufsgruppen zu sammeln, zu dokumentieren und im weiteren Verlauf des Prozesses zu berücksichtigen.

Formen der Darstellung des individuellen Bedarfs

Eine wichtige Frage beim differenzierten Assessment besteht darin, wie der Bedarf dargestellt werden soll. Diese Frage ist sehr wichtig, weil die Darstellung die Grundlage für die Formulierung einer Maßnahmenplanung bildet. Aus den Ergebnissen des Assessments muss daher immer konkret hervorgehen, worin genau ein Bedarf besteht und inwieweit er möglicherweise bereits gedeckt ist. Es ist sehr empfehlenswert, auch jene Aspekte des Bedarfs zu dokumentieren, bei denen kein Handlungserfordernis gesehen wird. Beispielsweise kann es sein, dass der Patient in erheblichem Maß auf Unterstützung bei der Körperpflege angewiesen ist, diese Unterstützung aber von den Angehörigen geleistet wird. Für das pflegerische Entlassungsmanagement besteht kein Handlungserfordernis, obwohl der Patient einen Bedarf aufweist. Diese Situation sollte sowohl für die Planung des Entlassungsprozedere als auch für die Information von Stellen, die später die Weiterversorgung übernehmen, erfasst werden.

Einen interessanten Ansatz, diese Art der Darstellung auf eine unkomplizierte Art und Weise zu ermöglichen, bietet das Instrument CANE (Camberwell Assessment of Needs for the Elderly – Phelan et al. 1995). Dieses Instrument ist nicht für die Verwendung im Entlassungsmanagement entwickelt worden, ist aber für einige Patientengruppen durchaus in Betracht zu ziehen. An dieser Stelle wird auf CANE verwiesen, weil es sich dazu eignet, die angesprochene Art und Weise der Bedarfsdarstellung zu verdeutlichen. Denn das Instrument CANE unterscheidet bei der Beschreibung des Bedarfs zwei Fragen:

1. Liegt ein bestimmter Bedarf vor oder nicht?
2. Ist dieser Bedarf gedeckt oder nicht?

Dies ermöglicht es, ohne großen Aufwand eine recht übersichtliche und dennoch differenzierte Beschreibung der Bedarfssituation zu erstellen. Die folgende Abbildung (▶ Abb. 2.3) verdeutlicht anhand eines Beispiels, wie ein entsprechendes Assessmentformular aufgebaut sein kann.

Diese Art der Einschätzung arbeitet mit relativ vielen Klartextangaben und ermöglicht daher eine sehr konkrete Beschreibung des Bedarfs und der bereits geleisteten Unterstützung. Die folgende Abbildung (▶ Abb. 2.4) präsentiert ein Vorgehen, das durch eine stärkere Standardisierung gekennzeichnet ist.

a)	Wird der Patient Probleme haben, selbst für eine adäquate Ernährung zu sorgen? ☐ Ja ☐ Nein (weiter mit nächster Frage) Wenn ja:
b)	Welche Probleme? ....
c)	Wer unterstützt den Patienten bei der Ernährung? ....
d)	Reicht diese Unterstützung aus? ☐ Ja (weiter mit nächster Frage) ☐ Nein Wenn nein:
e)	Welche weitere Unterstützung wäre erforderlich? ....
f)	Gibt es einen Bedarf an Information, Beratung, Anleitung/Schulung zur Ernährung? Welchen? ☐ Ja, Patient selbst ☐ Ja, andere Personen (z.B. Angehörige) ☐ Nein Erläuterungen: ....

Abb. 2.3: Vorgehen bei der Bedarfseinschätzung – Beispiel 1

a)	Selbständigkeit im Bereich Ernährung: ☐ selbständig ☐ teilweise selbständig ☐ gänzlich unselbständig (weiter mit nächster Frage)
b)	Unterstützung leisten bisher: ☐ Angehörige ☐ Ambulanter Dienst ☐ Sonstige: ....
c)	Reicht diese Unterstützung aus? ☐ Ja (weiter mit nächster Frage) ☐ Nein
d)	Erläuterungen zum Bedarf (einschl. Information, Beratung, Anleitung/Schulung): ....

Abb. 2.4: Vorgehen bei der Bedarfseinschätzung – Beispiel 2

Das dritte Beispiel (► Tab. 2.1) ähnelt inhaltlich sehr dem zweiten, beruht aber auf einer tabellarischen Gliederung und erfordert vom Anwender den Eintrag von Kürzeln wie »TW« für »teilweise selbständig« oder »BER« für Beratung.

Tab 2.1: Vorgehen bei der Bedarfseinschätzung – Beispiel 3

	Selbständigkeit (S – TW – UN)	Bisherige Unterstützung	Verbleibender Bedarf
Ernährung	TW	Ehemann	BER Ehemann: Diätvorschriften
Mobilität	UN	"	Ø

Es sei noch einmal betont, dass diese Beispiele lediglich die unterschiedlichen Formen der Darstellung verdeutlichen sollen, auf denen das differenzierte Assessment aufbauen kann. Es gibt vielfältige Möglichkeiten, ein Instrument für das pflegerische Entlassungsmanagement zu gestalten. Wofür man sich letztlich entscheidet, hängt zum Teil von der eigenen Arbeitsweise, vom individuellen Erfahrungshintergrund und den verfügbaren Ressourcen (Zeit) ab. Entscheidend ist allerdings, dass die Informationssammlung und Einschätzung es ermöglicht, die *Versorgungssituation* einzuschätzen. Deshalb greifen Instrumente wie der Barthel-Index, die allein auf die Beantwortung der Frage abzielen, was der Patient kann und was nicht, viel zu kurz.

2.3 Maßnahmenplanung

»Die Pflegefachkraft entwickelt in Abstimmung mit Patient*innen und Angehörigen sowie den beteiligten Berufsgruppen unmittelbar im Anschluss an die differenzierte Einschätzung eine individuelle Entlassungsplanung. Bei Bedarf wird weitere Expertise hinzugezogen.« (DNQP 2019, P2).

Die Maßnahmenplanung setzt zwar keine besonderen Instrumente voraus, ist allerdings fachlich nicht weniger anspruchsvoll als andere Schritte des Entlassungsmanagements. Denn hier kommt es darauf an, innerhalb eines kurzen Zeitfensters nicht nur eine Abstimmung mit dem Patienten und seinen Angehörigen vorzunehmen, sondern auch andere Berufsgruppen einzubeziehen, sofern sie an der Versorgung im Krankenhaus beteiligt sind oder eine besondere Kompetenz aufweisen, die für die Versorgung nach der Entlassung wichtig ist.

Konsequente Patientenorientierung ist besonders in diesem Abschnitt des Entlassungsmanagements ein wichtiger Grundsatz. Eine Planung, in die keine Vorstellungen, Bedürfnisse und Präferenzen des Patienten und/oder seiner Angehörigen eingegangen sind, ist keine verantwortungsvolle Lösung des Problems einer ungesicherten Weiterversorgung. Das gilt natürlich besonders für die Frage, wohin der Patient entlassen werden soll. Auch heute noch kommt es vor, dass Mitarbeiter auf den Stationen vorschnell ein Urteil über Möglichkeiten der Weiterversorgung fällen, ohne über die individuelle Versorgungs- und Lebenssituation des Patienten informiert zu sein. Bei Patienten und Angehörigen löst dies eventuell starke Verunsicherung und unnötige Erschwernisse bei der anschließenden Entscheidungsfindung aus.

Zum Teil stößt eine Abstimmung mit dem Patienten auf Hindernisse, z. B. weil er bereits am zweiten Tag des stationären Aufenthalts operiert wurde und seitdem nicht ansprechbar ist. Mitunter wirkt es auf den Patienten auch irritierend, wenn er sich, kaum dass er in das Krankenhaus aufgenommen wurde, schon mit dem Gedanken an die Entlassung auseinandersetzen soll. Möglicherweise sind die Angehörigen nicht greifbar, oder sie können wenig Zeit für Gespräche erübrigen, sodass die Maßnahmenplanung nicht sofort erfolgen kann. Ist die Verständigung über Einzelheiten aus zeitlichen oder organisatorischen Gründen nicht möglich, so sollte sie schnellstmöglich nachgeholt werden.

Wenn Patienten *und* Angehörige einbezogen sind, sollte man sich stets klar darüber sein, dass sie abweichende Sichtweisen haben können. Patienten schätzen die Fähigkeit und Bereitschaft der Angehörigen zur häuslichen Pflege häufig als größer ein als die betreffenden Angehörigen selbst. Umgekehrt meinen Angehörige tendenziell früher als die Patienten, dass diese körperlich und psychisch fit genug sind, um aus dem Krankenhaus entlassen zu werden.

Zu wissen, dass die Sichtweisen stark abweichen können, ist u. a. deshalb wichtig, weil Angehörige mitunter stärker in die Entlassungsvorbereitungen einbezogen werden als die Patienten. Das gilt vor allem für schwerstkranke Patienten mit Einbußen der Kommunikationsfähigkeit und Patienten, deren Handlungsmöglichkeiten aufgrund der akuten Erkrankung und der Folgen einer invasiven Behandlung ebenfalls begrenzt sind.

In Abhängigkeit vom individuellen Bedarf sollten weitere Berufsgruppen und andere Pflegende einbezogen werden. Dies gilt natürlich in erster Linie für Ärzte und die Krankenhaussozialdienste. Je nach Bedarf sind aber auch Physiotherapeuten und Andere wichtige Ansprechpartner. Bei zentralisierten Formen des Entlassungsmanagements sollte, wenn beispielsweise eine pflegerische Anleitung erforderlich ist, mit den Pflegenden der Stationen Rücksprache gehalten werden. Bei sehr komplexen Versorgungsfragen kann es schließlich auch sinnvoll sein, externe Personen oder Institutionen in die Maßnahmenplanung frühzeitig einzubeziehen.

Die Maßnahmenplanung bezieht sich vor allem auf zwei Handlungsbereiche:

- nicht bzw. indirekt patientenbezogene Aufgaben, die im Wesentlichen Maßnahmen der Koordination/Kommunikation betreffen, und
- direkt patientenbezogene Aufgaben, deren Schwerpunkt bei Information, Beratung und Anleitung/Schulung liegt.

Die Fragen, um die es dabei im Einzelnen geht, werden in den beiden folgenden Kapiteln näher dargestellt (Durchführung ▶ Kap. 2.4 und ▶ Kap. 2.5).

Auf die Frage, wie der formale Aufbau einer Maßnahmenplanung aussehen sollte, gibt es keine einheitliche Antwort. Ähnlich wie für das Assessment gilt auch hier, dass die für pflegerisches Entlassungsmanagement Zuständigen selbst nach funktionalen Lösungen suchen sollten, also nach Formen, mit denen sie gut zurechtkommen. Es empfiehlt sich aber, eine gewisse Struktur einzuhalten und verschiedene Maßnahmenbereiche zu unterscheiden. Das verbessert die Übersichtlichkeit und macht es einfacher, die Planung zu überprüfen. Kasten 2.1 (▶ Kasten 2.1) zeigt ein Beispiel für eine strukturierte Darstellung.

Es ist prinzipiell sinnvoll, auch die zeitliche Planung der Entlassung, also das voraussichtliche Entlassungsdatum, mit dem Patienten und seinen Angehörigen zu besprechen und in den Maßnahmenplan aufzunehmen bzw. dort zu dokumentieren. Leitlinien in anderen Ländern schreiben dies zum Teil sogar verbindlich vor. Dieses Vorgehen sollte natürlich auf einer regelmäßigen gegenseitigen Information zwischen dem verantwortlichen Arzt und der für das Entlassungsmanagement zuständigen Stellen aufbauen. Wenn es gelingt, diese gegenseitige Information fest in die Routineabläufe einzubauen, kann auch die frühzeitige Information der Patienten

Kasten 2.1: Mögliche Strukturierung der Maßnahmenplanung

1. Patientenbezogene Maßnahmen (insbesondere Information, Beratung, Anleitung/Schulung)
2. Auf Angehörige bezogene Maßnahmen (insbesondere Information, Beratung, Anleitung/Schulung)
3. Auf die Lebensumgebung bezogene Maßnahmen (z. B. Wohnraumanpassung)
4. Hilfsmittelversorgung
5. Erschließung von Leistungen (Anträge, Vermittlung von Diensten etc.)
6. Koordinations- und Informationsaufgaben krankenhausintern
7. Koordination und Information von externen Beteiligten
8. Sonstige Aufgaben

und Angehörigen mit hoher Verlässlichkeit erfolgen. Die Integration der zeitlichen Planung der Entlassung ist in Case Management-Konzepten, die eine Zusammenführung von Entlassungsmanagement und interner Prozesssteuerung vorsehen, meist eine Selbstverständlichkeit.

Der Maßnahmenplan entwickelt sich im Laufe des Krankenhausaufenthalts stetig weiter. Er sollte zwischenzeitlich überprüft und bei Veränderungen der Patientensituation (oder nach neuen Erkenntnissen) überarbeitet werden. Die Dokumentation der Planung sollte immer auf dem aktuellen Stand und ggf. für andere wichtige Beteiligte einsehbar sein.

2.4 Durchführung: Information, Beratung, Anleitung und Schulung

»Die Pflegefachkraft gewährleistet für Patient*in und Angehörigen eine bedarfsgerechte Information, Beratung und Schulung, um deren Kompetenzen zur Bewältigung der poststationären Pflege- und Versorgungserfordernisse zu erhöhen. (…) Die Pflegefachkraft evaluiert regelmäßig Wissen und Fähigkeiten von Patient*in und Angehörigen zur Bewältigung der poststationären Pflege- und Versorgungserfordernisse.« (DNQP 2019, P3a und P3b)

Die unmittelbare Unterstützung von Patienten und Angehörigen erfolgt in Form von Information, Beratung und Anleitung. Das Ziel dieser Unterstützung besteht darin, die Handlungskompetenz der Patienten und ihrer Angehörigen im Umgang mit den Anforderungen und Problemen nach der Krankenhausentlassung zu verbessern (Wingenfeld 2005).

Es ist sinnvoll, diese Unterstützung von Maßnahmen zur Weiterversorgung (▶ Kap. 2.5) zu unterscheiden. Denn das, was die für das Entlassungsmanagement zuständigen Mitarbeiter leisten, unterscheidet sich in beiden Aufgabenbereichen erheblich. Bei Maßnahmen, bei denen die Weiterversorgung nach der Entlassung organisiert wird, bildet die Kommunikation mit anderen Stellen (Kostenträger, Pflegeeinrichtungen, Ärzte, Therapeuten, Ämter, hauswirtschaftliche Dienste etc.) den Handlungsschwerpunkt. Im Falle von Information, Beratung und Anleitung hingegen geht es immer um die *direkte Arbeit mit den Patienten und Angehörigen*. Dieser Bereich ist im pflegerischen Entlassungsmanagement in Deutschland noch immer entwicklungsbedürftig.

Bei der Entwicklung oder Optimierung eines Konzepts für das pflegerische Entlassungsmanagement sollte darauf geachtet werden, dass diese Art der Unterstützung zielgerichtet und entsprechend des Bedarfs der Patienten und Angehörigen erfolgt. Im Folgenden wird zunächst geklärt, worin die Zielsetzungen bestehen und wie diese Art der Unterstützung im Alltag geleistet werden kann.

Information

Information zielt auf die Erweiterung von Wissen, das die Patienten und Angehörigen im Alltag dazu nutzen können, ihre Probleme zu lösen oder dem Versorgungsbedarf gerecht zu werden. Informationsvermittlung erfordert vom Krankenhaus relativ wenig Aufwand. Ein entsprechendes Angebot gibt es in verschiedenen Bereichen, häufig allerdings mit dem Schwerpunkt der Aufklärung über die Erkrankung und medizinische Prozeduren. Informationen hingegen, die dem Patienten oder Angehörigen helfen könnten, eine stabile Versorgungssituation in der häuslichen Umgebung aufzubauen und den Pflegealltag zu bewältigen, sind weniger in eine systematische Informationsübermittlung eingebettet.

Aus vielen Studien ist bekannt, welche Schwerpunkte der Informationsbedarf der Patienten und Angehörigen aufweist (ausführlich Wingenfeld 2005):

- *Informationen über die Erkrankung und mögliche gesundheitliche Probleme nach der Krankenhausentlassung*: Patienten und Angehörige sind oftmals unsicher bei der Frage, wie sie plötzlich auftretende Schmerzen oder Beschwerden deuten und wie sie darauf reagieren sollen. Manche Patienten unterschätzen möglicherweise die Bedeutung von bestimmten Beschwerden oder anderen gesundheitlichen Veränderungen und kümmern sich zu spät um professionelle Hilfe. Informationen über die Erkrankung und mögliche gesundheitliche Probleme geben also nicht nur Sicherheit, sie helfen auch zu erkennen, ob und wie auf gesundheitliche Veränderungen reagiert werden sollte.
- *Informationen über den zu erwartenden Verlauf der gesundheitlichen Entwicklung*: Patienten und Angehörige wissen oft nicht, welche Entwicklung »normal« ist und welche Entwicklung als ungewöhnlich oder alarmierend einzustufen ist. Entsprechende Informationen verbessern ihre Möglichkeit, Beobachtungen richtig zu deuten.
- *Informationen zu Unterstützungsangeboten nach der Krankenhausentlassung*: Für Patienten mit andauerndem Versorgungsbedarf ist es sehr hilfreich, einen Überblick über die Möglichkeiten der Unterstützung durch Ärzte, Therapeuten, Pflege-

dienste und andere Leistungsanbieter zu erhalten. Im heutigen System der Gesundheitsversorgung besteht ein großes Problem vor allem darin, dass es zwar viele Angebote gibt, die Patienten und Angehörigen aber keinen Überblick darüber haben und häufig auch nicht beurteilen können, ob diese Angebote für sie nützlich sind. Eine Aufstellung der wichtigsten Unterstützungsangebote, die für den Patienten relevant sein könnten, wird daher oft als hilfreich empfunden. Krankenhäuser sollten darauf achten, dass sie in diesem Fall nicht allein gesundheitliche Versorgungsangebote berücksichtigen. Für viele ältere Patienten beispielsweise ist die Frage von großer Bedeutung, wie sie für die Erledigung hauswirtschaftlicher Aufgaben sorgen können. Einige Patienten haben Unterstützungsbedarf im sozialen oder pädagogischen Bereich. Ihre Fragen reichen von der Beantragung eines Behindertenausweises über die Inanspruchnahme von Arbeitslosengeld bis hin zu den Unterstützungsmöglichkeiten, die im Rahmen der Jugendhilfe gewährt werden.

- *Allgemeine Information über Fragen der Versorgung*: Es stärkt die Handlungskompetenz von Patienten und Angehörigen, wenn sie ein Verständnis für ihre gesundheitliche Situation und das Versorgungsgeschehen entwickeln. Wer nicht versteht, was geschieht, warum es geschieht und welche Konsequenzen die Geschehnisse eventuell nach sich ziehen, ist verunsichert, entwickelt Angst und reagiert möglicherweise auch falsch.
- *Spezielle Informationen zu krankheits- und therapiebedingten Anforderungen*: Je nach gesundheitlicher Situation kann es besondere Anforderungen an das Handeln der Patienten geben, die entweder die Beeinträchtigungen und Folgen der Erkrankung oder die Versorgung betreffen. Eines der wichtigsten Themen ist hierbei die Einnahme von Medikamenten. Es geht aber auch um Ernährungsvorschriften oder andere Verhaltensregeln, beispielsweise um die Frage, welche Belastungen sich der Patient zumuten kann und sollte. Bei chirurgisch behandelten Patienten geht es häufig um die Frage, wie mit einer Operationswunde umgegangen werden muss.

Diese Punkte lassen erkennen, dass der Informationsbedarf der Patienten und Angehörigen in den Zuständigkeitsbereich unterschiedlicher Berufsgruppen fallen kann. So wird die Zuständigkeit für die Aufklärung des Patienten über die Medikamenteneinnahme in aller Regel den Ärzten zugeordnet (wenngleich diese Aufgabe in der Praxis zum Teil von Pflegenden übernommen wird). Das pflegerische Entlassungsmanagement kann jedoch selbst hier bestimmte Aufgaben übernehmen, etwa die Einschätzung, ob sich der Patient ausreichend informiert fühlt. Diese Aufgabe gehört zur abschließenden Überprüfung des Standes der Entlassungsvorbereitungen.

Information kann in sehr unterschiedlichen Formen vermittelt werden. Unterscheiden kann man hier schriftliche, mündliche (Face-to-Face) und telefonische Information.

So sollte auf den einzelnen Krankenhausstationen *schriftliches Informationsmaterial* verfügbar sein, das über häufig auftretende gesundheitliche Probleme bei den Patienten der jeweiligen Fachrichtung Auskunft gibt. Schriftliche Informationen bereitzustellen ist zumeist nicht schwierig, allerdings zeigen Erfahrungen, dass der

Nutzen für die Patienten und Angehörigen häufig begrenzt ist. Zum einen decken die in Broschüren und ähnlichen Schriftstücken enthaltenden Informationen nicht den gesamten Informationsbedarf der Patienten ab. Zum anderen haben viele Patienten und Angehörige Schwierigkeiten, mit schriftlichen Informationen umzugehen. Vor allem wenn es um komplexe Krankheitsbilder geht, fühlen sie sich oft überfordert. Ohne erläuternde Unterstützung fällt es ihnen schwer zu beurteilen, welche Information für sie relevant sind und welche nicht.

In dieser Hinsicht ist die *mündliche Information* sicherlich das bessere Medium. Hier haben Patienten die Gelegenheit, nachzufragen, wenn sie etwas nicht verstanden haben. Die Mitarbeiter, die die Information übermitteln, haben ebenfalls die Möglichkeit, etwaige Verständnisprobleme beim Patienten an seinen Reaktionen zu erkennen. Doch auch die mündliche Information hat gewisse Nachteile. Sie bleibt häufig nicht lange im Gedächtnis bzw. wird nur ungenau erinnert, sodass Patienten und Angehörige wenig Sicherheit hinzugewinnen. Sie werden sich sicherlich an das Gespräch mit den Mitarbeitern im Krankenhaus erinnern, aber was genau gesagt wurde, ist ihnen möglicherweise entfallen. Das gilt vor allem für Situationen, in denen Informationsgespräche in der Hektik des Stationsalltags geführt werden. Ausgesprochen positiv zu bewerten sind Informationsgespräche, die regelrecht institutionalisiert sind und in eigens dafür bereitgestellten Räumen stattfinden. Solche Formen findet man etwa in Ambulanzen bestimmter Fachabteilungen. Manche Krankenhäuser bieten ihren Patienten die Möglichkeit, nach der Entlassung (beispielsweise nach einer Prostataoperation oder einer Nierensteinentfernung) ein ausführliches Informationsgespräch zu führen. Solche institutionalisierten Formen bieten den Vorteil, dass sie gegenüber Störungen aus dem Stationsalltag abgeschirmt sind und größere Chancen auf nachhaltige Ergebnisse haben. Sie sind jedoch aufwändig und fast nur dort möglich, wo sie als festes Angebot, wie eben im Falle der Ambulanzen, installiert sind.

Telefonische Information (und Beratung) kann nach der Entlassung eine wichtige Form der Unterstützung von Patienten und Angehörigen sein. In anderen Ländern, beispielsweise in den Vereinigten Staaten, ist diese Form der Information nach der Krankenhausentlassung relativ häufig zu finden. Sie wird von den Patienten und Angehörigen sehr gut angenommen und hat den Vorteil, dass auf deren Bedarf gezielt eingegangen werden kann. Forschungsergebnisse zeigen, dass der bestehende Informationsbedarf bei einem großen Teil der Patienten auf diese Weise problemlos gedeckt werden kann. Der Vorteil dieser Art der Unterstützung liegt darin, dass Patienten zu dem Zeitpunkt, zu dem die telefonische Information eingeholt wird, bereits Erfahrungen mit der Situation nach der Entlassung gemacht haben, sodass sie ihre Probleme und Fragen besser formulieren können als vor der Entlassung. Sie haben also schon erlebt, an welchen Punkten sie Probleme haben und unsicher sind.

Die vermutlich nachhaltigste Form der Informationsvermittlung während des Krankenhausaufenthalts ist eine Kombination aus schriftlicher und mündlicher Information. Mit dem zu entlassenden Patienten bzw. seinen Angehörigen wird ein Informationsgespräch geführt und während dieses Gesprächs auf schriftliches Material Bezug genommen, das der Patient nach Hause mitnehmen kann.

Wie schriftliche Materialien aufzubauen sind, wie differenziert die Informationen darin sein sollten und inwieweit beispielsweise konkrete Handlungsanweisungen für die Patienten mit aufgenommen werden sollten, lässt sich nicht pauschal angeben. Die Antworten auf diese Fragen fallen je nach Patientengruppe unterschiedlich aus. Der Informationsbedarf von Eltern beatmungspflichtiger Kinder sieht anders aus als der Informationsbedarf eines älteren Krebspatienten.

Für den Auf- oder Ausbau des pflegerischen Entlassungsmanagements ist es wichtig, Wissen über den Informationsbedarf der Patienten und Angehörigen in den verschiedenen Versorgungsbereichen zu sammeln. Erst wenn man ein Bild von diesem Informationsbedarf hat, kann man die Frage beantworten, inwieweit die bestehenden Informationsangebote dem Bedarf oder den Wünschen der Patienten und Angehörigen gerecht werden. Oftmals wird man diese Frage erst im Laufe der Zeit auf der Grundlage von Erfahrungen mit den verschiedenen Patientengruppen beantworten können. Aufgrund der Gespräche mit den Patienten und Angehörigen kann beurteilt werden, welche Informationen wichtig und welche weniger wichtig sind. Das telefonische Informationsangebot bietet in dieser Hinsicht die große Chance, den Informationsbedarf der Patienten systematisch zu erfassen. So gibt es verschiedene Studien aus den USA, bei denen während der Telefonate notiert wurde, welche Fragen die Patienten stellen. Bei der Auswertung der Anrufe konnte auf diese Weise festgestellt werden, welche Themen häufig angesprochen wurden. Aus diesen Erfahrungen lassen sich Schlussfolgerungen für die Entwicklung von schriftlichem Informationsmaterial oder auch für Informationsgespräche vor der Krankenhausentlassung und die Schulung von Mitarbeitern ziehen.

Diese Ausführungen sollten als *Anregung* verstanden werden. Die Möglichkeiten, den Informationsbedarf der einzelnen Patientengruppen festzustellen, sind vielfältig. Wichtig ist jedoch, dass der Frage nach dem Informationsbedarf systematisch nachgegangen wird. Diese Aufgabe sollte beim Auf- oder Ausbau oder bei der Überprüfung des pflegerischen Entlassungsmanagements stets berücksichtigt werden.

Anleitung

Anleitung ist ein Prozess, in dem nicht so sehr Wissen, sondern eher technisch-instrumentelle Fertigkeiten und Handlungskompetenz gefördert werden. Ziel der Anleitung ist es beispielsweise, dass der Patient fähig wird, selbständig mit Hilfsmitteln umzugehen oder selbständig bestimmte Pflegemaßnahmen (Selbstpflege) vorzunehmen. Wenn ihm wesentliche Grundlagen zur selbständigen Durchführung von Selbstpflegemaßnahmen oder anderen Alltagshandlungen fehlen, bezieht sich die Anleitung auf die Angehörigen bzw. andere nahestehende Bezugspersonen. Die Anleitung folgt dann dem Ziel, die Angehörigen dazu zu befähigen, den Patienten entsprechend seines Bedarfs zu unterstützen. Das beinhaltet dann ähnlich wie beim Patienten selbst die Durchführung bestimmter pflegerischer Maßnahmen, den Umgang mit Hilfsmitteln oder die Symptombeobachtung.

So gesehen bezieht sich Anleitung immer auf praktisches Handeln. Handeln umfasst allerdings auch den Bereich der Kommunikation. Der Begriff Anleitung beinhaltet daher z. B. auch den Umgang mit Verhaltensauffälligkeiten von demenziell erkrankten Patienten, also die Frage, wie man Äußerungen des demenziell Erkrankten deuten kann, wie man einen kommunikativen Zugang zu ihm findet, wie man auf herausforderndes Verhalten reagieren oder dem Kranken beim Auftreten von Panikattacken beistehen kann.

Beratung

Man kann im Großen und Ganzen zwei Formen der *Beratung* mit unterschiedlichen Zielsetzungen unterscheiden: die ressourcenfördernde Beratung und eine Beratung, die als Klärungshilfe fungiert (vgl. Schaeffer/Schmidt-Kaehler 2012).

Ressourcenfördernde Beratung dient hauptsächlich dazu, die allgemeine Handlungskompetenz zu stärken. Diese Stärkung lässt sich oft nicht durch bloße Wissensvermehrung oder Anleitung bei konkreten Fertigkeiten erwerben. Ressourcenfördernde Beratung vermittelt den Patienten und Angehörigen beispielsweise eine Vorstellung davon, was sie tun können (oder müssen), um ein bestimmtes Ziel zu erreichen. Dazu gehört die Frage, wie ein tragfähiges häusliches Pflegearrangement und eine sichere Umgebung hergestellt werden können. Durch eine ressourcenfördernde Beratung erhalten Angehörige Hinweise darauf, wie sie sich erforderliches Wissen aneignen können, welche Schritte in Betracht kommen, um Unterstützung bei der Bewältigung des Alltags zu finden, auf welche Probleme sie achten müssen usw. Im Unterschied zu Information und Anleitung steht das, worum es bei der Beratung im Einzelnen geht, nicht von vornherein fest, sondern wird erst im Beratungsprozess herausgearbeitet. Im Beratungsgespräch lernen die Angehörigen dazu, indem sie beispielsweise Problemlösungen, die sie bislang für richtig hielten, kritisch hinterfragen und eventuell weiterentwickeln. Zusammenfassend kann man feststellen, dass es bei der ressourcenfördernden Beratung um die Entwicklung von Handlungsmöglichkeiten und die Auswertung von Erfahrungen geht. Ressourcenfördernde Beratung ist daher meist auf die konkrete Lebens- bzw. Versorgungssituation bezogen.

Beratung, die als Klärungshilfe fungiert, dient hingegen vor allem dazu, eine Lösung für ein konkretes Problem zu finden oder Verständnis für die aktuelle Situation aufzubauen. Diese Form der Beratung ist besonders wichtig in Entscheidungssituationen. Ein typisches Beispiel ist die Klärung der Frage, ob der Patient in der häuslichen Umgebung weiterversorgt werden kann oder ob ein Umzug in eine Pflegeeinrichtung erforderlich ist. Dieser Prozess ist ergebnisoffen; es steht für keinen der Beteiligten von vornherein fest, wie die Lösung des Problems aussehen wird.

Beratung hat in der Regel einen hohen Informationsanteil. So sollten Patienten und Angehörige wichtige Entscheidungen nur auf der Grundlage ausführlicher Informationen treffen. Wenn, wie oben angesprochen, die Frage eines Heimeintritts ansteht, so ist ausreichende Information für das Abwägen von Alternativen unerlässlich. Denn häufig haben weder die Patienten noch ihre Angehörigen eine konkrete Vorstellung von den vielfältigen Möglichkeiten, die es heute im Rahmen der häuslichen Versorgung gibt. Dass und unter welchen Voraussetzungen Wachkomapatienten zu Hause versorgt werden können, ist beispielsweise wenig bekannt.

Die Grenzen zwischen Information und Beratung sind also fließend. Je mehr Entscheidungen getroffen werden müssen, umso weniger reicht die bloße Information aus und umso mehr benötigen Patienten und Angehörige einen Partner, um die aktuelle Situation und die zur Diskussion stehenden Alternativen zu reflektieren.

Professionelle Formen der Beratung beruhen auf einem strukturierten Vorgehen. Allgemeine Kenntnisse hierzu werden heute in jeder gesundheitsbezogenen Ausbildung vermittelt, allerdings nicht immer mit einer Intensität, die zur Durchführung eines professionellen Beratungsgesprächs und für die damit verbundenen Herausforderungen notwendig wäre. Es ist daher sinnvoll, die zuständigen Mitarbeiter durch entsprechende Arbeitshilfen zu unterstützen.

Schwierige Situationen in Beratungsgesprächen sind nichts Außergewöhnliches. Manchmal gelingt es beispielsweise nicht, eine Gesprächssituation herzustellen, in der Patienten und Angehörige offen über ihre Fragen sprechen und eine aktive Rolle einnehmen. Es geschieht allerdings auch nicht selten, dass der Berater das Gespräch zu sehr dominiert und viele Informationen gibt, die der Ratsuchende möglicherweise gar nicht als relevant betrachtet. So kann es dazu kommen, dass in einem Beratungsgespräch zwar viel geredet wurde, der Klient am Ende jedoch weiterhin keine Vorstellung hat, wie er seine Probleme lösen kann. Im Bereich des Entlassungsmanagements besteht vor allem die Gefahr, dass sich die Beratung auf Informationen über Versicherungsleistungen und Versorgungs-/Unterstützungsangebote beschränkt. Diese Themen nehmen häufig einen wichtigen Stellenwert ein und besitzen für Patienten und Angehörige zweifellos große Relevanz. Zum Teil bleibt die Beratung jedoch dabei stehen. Dadurch wird sie einseitig und es werden wichtige andere Probleme, die den Alltag des Patienten oder seiner Angehörigen bestimmen, möglicherweise gar nicht angesprochen. Ein eher schlechtes Beratungsergebnis wäre beispielsweise eine Situation, in der die Angehörigen eines demenziell erkrankten, älteren Patienten nach der Beratung zwar darüber informiert sind, auf welche Sozialleistungen der Patient Anspruch hat und was sie tun müssen, um diese Leistungen zu erhalten, in der sie sich aber dennoch überfordert fühlen und nicht wissen, wie sie im häuslichen Alltag mit gestiegenen Pflegeanforderungen zurechtkommen sollen.

Umsetzung im Krankenhausalltag

Zwei Fragen sind bei Information, Anleitung und Beratung unter den heutigen Bedingungen der Krankenhausversorgung besonders wichtig, aber auch schwer zu beantworten:

* Zu welchem Zeitpunkt sollten Information, Anleitung und Beratung sinnvollerweise erfolgen?
* Welche Voraussetzungen müssen erfüllt sein, um diese Unterstützung mit Erfolg zu leisten?

Nüchtern betrachtet muss man feststellen, dass das Krankenhaus bzw. der Krankenhausaufenthalt eher ungünstige Voraussetzungen für umfangreiche Information, Anleitung oder Beratung bietet. Nicht zu unterschätzen sind insbesondere die Beschränkungen, die sich aufgrund der kurzen Verweildauer der Patienten ergeben.

Man stelle sich beispielsweise einen Patienten vor, der insgesamt sieben Tage im Krankenhaus verbringt (was inzwischen schon eher als langer Krankenhausaufenthalt anzusehen ist). Am ersten Tag wird das initiale Assessment durchgeführt mit dem Ergebnis, dass es sich um einen Patienten mit erhöhtem Risiko für poststationäre Komplikationen handelt. Daraufhin wird die zuständige Stelle für das pflegerische Entlassungsmanagement verständigt. Am zweiten Tag des Aufenthalts folgt das differenzierte Assessment. Es kann allerdings nicht abgeschlossen werden, weil sich der Patient gleich an diesem Tag einem chirurgischen Eingriff unterziehen muss. Der dritte Tag des Aufenthalts wird dazu genutzt, ergänzende Informationen von den Angehörigen einzuholen, der Patient selbst ist an diesem Tag nicht auskunftsfähig. Es wird eine vorläufige Maßnahmenplanung entwickelt, die jedoch noch nicht mit dem Patienten selbst abgestimmt werden konnte. Am vierten Tag des Krankenhausaufenthalts wird versucht, mit dem Patienten ein ausführlicheres Gespräch zu führen – erfolglos, weil der Patient gedanklich und emotional noch sehr mit der Operation und ihren Folgen befasst ist und darauf verweist, dass es wohl besser sei, diese Fragen mit der Ehefrau zu besprechen. Die Kommunikation mit ihr kommt allerdings erst am fünften Tag zustande. Es stellt sich heraus, dass noch an mehreren Punkten Anleitungs- und Beratungsbedarf besteht, u. a. im Bereich der Hilfsmittelnutzung und der Anpassung der Wohnumgebung (behindertengerechte Ausstattung des Badezimmers). Auch im Umgang mit der Operationswunde zeigen sowohl der Patient selbst als auch die Angehörigen große Unsicherheit. Mit den Pflegekräften auf der Station wird vereinbart, trotz der knappen Zeit eine entsprechende Anleitung am Tag vor der Entlassung durchzuführen, unter Einbeziehung der Hilfsmittel. Am Tag der Entlassung wird noch ein Abschlussgespräch geführt. Zur Wohnraumanpassung erfolgt dabei die Empfehlung, nach der Entlassung eine bestimmte Beratungsstelle aufzusuchen.

Das Zeitfenster für Information, Anleitung und Beratung ist also häufig recht eng, sodass zumindest ein Teil des Anleitungs- und Beratungsbedarfs ungedeckt bleibt. Von Bedeutung sind allerdings nicht nur die äußerlichen Bedingungen. Auch die Verfassung des Patienten selbst spielt eine Rolle. Gerade chirurgisch behandelte Patienten sind nicht zu jedem beliebigen Zeitpunkt des Krankenhausaufenthalts in der Lage, sich anleiten zu lassen oder ein Beratungsgespräch zu führen. Ihr Erleben wird in der Regel weit mehr von der Erfahrung der Operation und den möglichen Operationsfolgen geprägt. Im Grundsatz gilt das auch für die Angehörigen.

Optimale körperliche, emotionale und kognitive Voraussetzungen für eine nachhaltige Aneignung von Wissen und Fertigkeiten findet man beim heutigen Krankenhauspatienten nur selten. Patienten und Angehörige können sich nach der Entlassung zum Teil nicht mehr daran erinnern, was sie in Informations- und Beratungsgesprächen erfahren haben. Es kommt vor, dass sie sich nicht einmal daran erinnern können, überhaupt beraten oder angeleitet worden zu sein, obwohl dies fester Bestandteil der pflegerischen Versorgung war. Nicht nur die äußeren Krankenhausstrukturen, sondern auch die psychische Situation des Patienten führt also zu Begrenzungen.

Auch die Frage der Einbeziehung von Angehörigen wirft Probleme auf. Angehörige werden zum Teil deutlich weniger einbezogen als der Patient selbst, einfach weil sie im Unterschied zum Patienten nicht ständig präsent und nicht ständig ansprechbar sind. Das kann zur Konsequenz haben, dass die Angehörigen über zentrale Fragen nicht informiert werden, weil der Patient nicht daran gedacht hat, die Information weiterzugeben. Eine weitere Folge kann darin bestehen, dass Fehleinschätzungen über die häusliche Situation entstehen.

Zu berücksichtigen ist schließlich auch, dass Information und Beratung während des Krankenhausaufenthalts zu einem Zeitpunkt stattfinden, zu dem viele Probleme in der häuslichen Versorgung noch gar nicht konkret greifbar sind, weder für die Patienten noch für die Angehörigen. Vieles, was man ihnen über den möglichen Verlauf der Erkrankung oder etwaige Krankheits- oder Therapiefolgen oder Möglichkeiten und Grenzen der Inanspruchnahme von Versicherungsleistungen berichtet, hat für sie zunächst den Charakter abstrakter Informationen. Wie in allen anderen Bereichen auch, in denen sich Menschen Wissen und Handlungskompetenz aneignen, so tritt auch im Krankenhaus der Effekt auf, dass abstrakte Lerninhalte schlecht bzw. unvollständig aufgenommen werden. Sie werden in ihrer Bedeutung für den Alltag zum Teil gar nicht richtig erfasst.

Deshalb ist es besonders wichtig, planvoll vorzugehen. Information, Anleitung und Beratung in der Pflege geschieht häufig »im Vorübergehen«. Fast jede pflegerische Handlung kann um die Aspekte Information und Anleitung erweitert werden. So sehr das »im Vorübergehen« den Zwängen des Krankenhausalltags zu entsprechen scheint, so wenig ist damit ein nachhaltiger Lernerfolg gewährleistet.

Es ist daher empfehlenswert, die genannten Unterstützungsmaßnahmen planvoll anzugehen und bewusst nach einem geeigneten Zeitpunkt bzw. einer geeigneten Situation zu suchen. Es wäre wünschenswert, wenn Information, Anleitung und Beratung von Patienten den gleichen Verbindlichkeitsgrad erhielten wie eine diagnostische Untersuchung und dementsprechend auch im Arbeitsalltag von allen beteiligten Mitarbeitern einkalkuliert würden.

In manchen Krankenhäusern in den Vereinigten Staaten haben die ungünstigen zeitlichen Bedingungen zu bemerkenswerten, aber nicht unbedingt nachahmenswerten Lösungen geführt. Ein Beispiel dafür ist die Anleitung von Patienten gleich zu Beginn des Krankenhausaufenthalts und damit *vor* der Durchführung der medizinischen Behandlung (bekannt ist dieses Vorgehen aus dem Bereich der Chirurgie). Vereinfacht gesagt: Der Patient wird zu einem Zeitpunkt im Umgang mit der Operationswunde geschult, zu dem er noch gar keine Operationswunde hat. Wie viel er davon später profitieren kann, ist sehr unsicher.

Vor dem Hintergrund der meist kurzen Verweilzeiten wirkt es etwas realitätsfern, wenn die 2019 aktualisierte Fassung des Expertenstandards vorgibt, *regelmäßig* das Wissen und die Fähigkeiten von Patienten und deren Angehörigen zu evaluieren (DNPQ 2019, P3b). Regelmäßig heißt ja: mehrfach während des Krankenhausaufenthaltes. In vielen Fällen wird dies gar nicht möglich sein. Hier, wie an einigen anderen Stellen, ist es ratsam, die Grundgedanken zu verstehen, auf denen der Standard beruht, und sich nicht allzu sehr an den Wortlaut zu klammern. Zwei

Aspekte sind an dieser Stelle von Bedeutung. Erstens sollten diejenigen Pflegenden, die die Information, Beratung, Anleitung oder Schulung leisten, schon während der Durchführung feststellen, was bei den Adressaten angekommen ist und was nicht. Dies führt eventuell zu einer Wiederholung oder Vertiefung bestimmter Aspekte noch während der Durchführung. Zweitens muss zum Zeitpunkt der Überprüfung der Entlassungsplanung kurz vor der Entlassung (▶ Kap. 2.6) geklärt sein, an welchen Punkten Patienten und Angehörige eventuell einen weitergehenden Bedarf an Information, Beratung und Anleitung haben, der während des Krankenhausaufenthalts nicht ausreichend befriedigt werden konnte. Denn dieser Bedarf ist ggf. durch andere Stellen nach der Entlassung zu berücksichtigen.

Wenn über diese Mindestanforderungen hinaus bei Patienten mit langem Krankenhausaufenthalt Gelegenheit besteht, mehrfach Information, Beratung und Anleitung zu leisten, so sollte sicherlich auch die Einschätzung der Kenntnisse und Fähigkeiten der Patienten und Angehörigen wiederholt werden. Diese Einschätzung ist ja immer die Grundlage für die Auswahl der Themen und Maßnahmen, die ihnen nähergebracht werden sollen.

2.5 Durchführung: Kooperation und Koordination

»Die Pflegefachkraft stimmt in Kooperation mit Patient*in und Angehörigen sowie den intern und extern beteiligten Berufsgruppen und Einrichtungen frühzeitig den voraussichtlichen Entlassungstermin sowie die erforderlichen Maßnahmen ab. (…)
Die Pflegefachkraft bietet den Mitarbeiter*innen der weiterversorgenden Einrichtung und den pflegenden Angehörigen eine Pflegeübergabe unter Einbeziehung der Patientin bzw. des Patienten an.« (DNQP 2019, P4a und P4b)

Neben der direkten Unterstützung von Patienten und Angehörigen, die deren Kompetenz zum Umgang mit Anforderungen und Problemen nach der Krankenhausentlassung stärken sollen, existieren viele weitere Aufgaben, die der Sicherstellung der Weiterversorgung dienen. Sie lassen sich in folgende Bereiche unterteilen:

- Leistungserschließung, Mobilisierung von Unterstützung,
- Koordination der Entlassungsvorbereitung,
- Übermittlung von Information an externe Akteure,
- Übergabegespräche.

Was hierbei im Einzelnen anfällt, hängt davon ab, wie die konkrete Lebenssituation des Patienten aussieht und in welche Versorgungsumgebung er vom Krankenhaus wechselt. So müssen beim Übergang vom Krankenhaus in ein Pflegeheim andere Dinge berücksichtigt werden als bei der Entlassung in die häusliche Umgebung, in der eine Weiterversorgung durch pflegende Angehörige ohne Einschaltung von professionellen Diensten erfolgen soll. Vor allem aber bestimmt die gesundheitliche Verfassung des Patienten Art und Umfang der Weiterversorgung. Eine Routineoperation, bei der mit einer Rekonvaleszenz von zwei oder drei Wochen zu rechnen ist, bringt ganz andere Anforderungen mit sich als die häusliche Weiterversorgung eines Patienten, der ein schweres Schädel-Hirn-Trauma erlitten hat.

Die folgenden Ausführungen geben einen Überblick darüber, worum es bei der Leistungserschließung und Koordination geht. Es ist bei diesen Maßnahmen besonders wichtig, dass das Entlassungsmanagement wichtige Schritte und Entscheidungen frühzeitig mit dem Patienten oder seinen Angehörigen bespricht. Eine Weiterversorgung, die am Patienten und den Angehörigen vorbei organisiert wird, ist meist recht kurzlebig.

Leistungserschließung

Hierzu gehören alle Tätigkeiten, die darauf abzielen, dass der Patient nach der Entlassung die ihm zustehenden Versicherungsleistungen und bei Bedarf Unterstützung durch andere Einrichtungen erhält. Angesprochen sind damit nicht nur Dienstleistungen, sondern auch materielle Hilfen, beispielsweise in Form von Pflegehilfsmitteln. Der Begriff Leistungserschließung erstreckt sich hier also auf alle Maßnahmen, durch die der Patient bzw. seine Angehörigen die materiellen und personellen Ressourcen erhalten, die sie zur Bewältigung des Übergangs benötigen.

Einen hohen Stellenwert nimmt dabei die Beantragung von Versicherungs- und Sozialleistungen ein. Hier muss in jedem Einzelfall überprüft werden, welche Leistungen der Patient bereits erhält und welche Leistungen aufgrund einer veränderten gesundheitlichen oder sozialen Situation zusätzlich erforderlich sind.

In der Praxis besonders wichtig sind Leistungen der Kranken- und Pflegeversicherung (SGB V und SGB XI). Ist absehbar, dass der Patient aufgrund seiner Erkrankung auf Dauer (oder zumindest über einen längeren Zeitraum) pflegebedürftig sein wird, so muss möglichst rasch ein Antrag auf Leistungen der Pflegeversicherung gestellt werden. Dies gilt vor allem für Situationen, in denen eine Weiterversorgung durch ambulante Pflegedienste oder ein Übergang in die Kurzzeitpflege oder die stationäre Langzeitpflege erforderlich sein könnte. Unter bestimmten Voraussetzungen kann eine (vorläufige) Begutachtung zur Feststellung von Pflegebedürftigkeit im Sinne des SGB XI innerhalb einer sehr kurzen Frist noch während des Krankenhausaufenthalts durchgeführt werden (§ 18 Satz 3 SGB XI). Es gibt unterschiedliche Regelungen in den Bundesländern, die Einzelheiten des Verfahrens festschreiben.

Abgesehen von der pflegerischen Weiterversorgung und den entsprechenden Leistungen durch die Pflegeversicherung gibt es verschiedene andere Hilfen, die durch die Pflegeversicherung abgedeckt werden. Dazu gehören beispielsweise die Wohnraumanpassung, bestimmte Bereiche des Hilfsmittelbedarfs und Beratungsleistungen. Auch für die Inanspruchnahme von Pflegezeit oder Familienpflegezeit ist eine rasche Begutachtung wichtig.

Ein Teil der Krankenhauspatienten ist zwar nicht leistungsberechtigt im Sinne der Pflegeversicherung, aber für einen vorübergehenden Zeitraum dennoch pflegebedürftig. Leistungen der Pflegeversicherung werden erst gewährt, wenn der Antragsteller auf Dauer, d. h. für einen Zeitraum von voraussichtlich mindestens sechs Monaten, pflegerische Hilfe benötigt. Personen, die voraussichtlich weniger als sechs Monate auf Hilfe angewiesen sind, haben dementsprechend keinen Anspruch auf Leistungen aus der Pflegeversicherung. Dies kann u. a. für ältere Menschen, die eine Fraktur erlitten haben, zu einer schwierigen Situation führen. In diesem Fall müssen andere Leistungen erschlossen werden, beispielsweise eine ärztlich verordnete ambulante Pflege, also eine Leistung der Krankenversicherung. Inzwischen gewährt die Krankenversicherung in bestimmten Fällen auch Kurzzeitpflege für Patienten, die nicht leistungsberechtigt gegenüber der Pflegeversicherung sind.

Ebenso wichtig sind andere Leistungen der Krankenversicherung, so etwa Leistungen im Zusammenhang mit Rehabilitationsmaßnahmen, der Krankenbehandlung durch niedergelassene Ärzte, weitergehende therapeutische Maßnahmen (z. B. Krankengymnastik) und nicht zuletzt auch ärztlich verordnete pflegerische Leistungen (sogenannte Behandlungspflege oder Krankenhausverhinderungspflege). Die Erschließung mancher dieser Leistungen erweist sich im Alltag als sehr schwierig und aufwändig, insbesondere dann, wenn die Kostenübernahme durch die Krankenversicherung geklärt werden muss. Trotz der vielen Bürokratie, die diese Aufgabe manchmal mit sich bringt, darf ihre Bedeutung nicht unterschätzt werden. Bei bestimmten Erkrankungen lassen sich die besten Langzeitergebnisse erzielen, wenn eine Rehabilitation unmittelbar an den Krankenhausaufenthalt anschließt bzw. wenn rehabilitative Maßnahmen, mit denen im Krankenhaus begonnen wurde, bruchlos weitergeführt werden. Kommt es aufgrund einer unklaren Finanzierungssituation oder wegen einer langen Suche nach einem Rehabilitationsplatz zu einer Unterbrechung von rehabilitativen Maßnahmen, so kann sich das durchaus auf den Rehabilitationserfolg auswirken.

Unter den Patienten, die auf pflegerisches Entlassungsmanagement angewiesen sind, befinden sich auch diejenigen mit einer ungünstigen Prognose, d. h. einer begrenzten Lebenserwartung. Der Gesetzgeber hat in den letzten Jahren die Möglichkeiten der ambulanten Palliativ-Versorgung (die auch im Heimbereich in Anspruch genommen werden kann) deutlich verbessert. Auch für andere Formen der Begleitung von Menschen in ihrer letzten Lebensphase können Leistungen erschlossen werden. Auf solche Situationen sollte das pflegerische Entlassungsmanagement vorbereitet sein, sodass sehr zeitnah Unterstützungsleistungen mobilisiert werden können. Die Kooperation zwischen Krankenhaus und Hospizinitiativen ist hier von großer Bedeutung.

Ein weiterer Bereich der sozialen Sicherung ist die Sozialhilfe bzw. das SGB XII. Wenngleich in der akuten gesundheitlichen Krise sicherlich zuerst an Kranken- und Pflegeversicherung gedacht wird, sollten Leistungen der Sozialhilfeträger nicht aus dem Blick geraten. Es gibt verschiedene Konstellationen, in denen der Patient möglicherweise Anspruch auf Leistungen der Eingliederungshilfe in Anspruch nehmen kann. Dieser Leistungsbereich ist traditionell für die Integration von Menschen mit dauerhaften körperlichen oder psychischen Behinderungen vorgesehen. Die Anspruchsvoraussetzungen sind jedoch weniger eindeutig als im Falle der Pflegeversicherung definiert, sodass hier stets eine individuelle Prüfung stattfinden muss. Inwieweit dies bei einem Krankenhausaufenthalt möglich oder sinnvoll sein kann, ist im Einzelfall zu entscheiden. Bei der Vorbereitung einer Langzeitversorgung für den Patienten sollte aber immer die Gesamtheit der zur Verfügung stehenden Leistungen in Betracht gezogen werden.

Ein sehr wichtiges Thema im Alltag des Entlassungsmanagements ist die Hilfsmittelversorgung, die zum Teil über die Kranken-, zum Teil über die Pflegeversicherung abgedeckt wird. Besondere Aufmerksamkeit verdienen hier natürlich wieder diejenigen Hilfsmittel, die der Patient unmittelbar nach seiner Ankunft zu Hause benötigt. Das können Gehhilfen sein, das kann jedoch auch ein spezielles Krankenbett sein. Über diesen akuten Bedarf hinaus ergibt sich ein sehr breites Spektrum an Fragen im Zusammenhang mit der Hilfsmittelversorgung. Bei pflegebedürftigen Patienten sollten die Mitarbeiter des Entlassungsmanagements berücksichtigen, dass Möglichkeiten der Überlassung oder Finanzierung von Hilfsmitteln für den Laien häufig schwer durchschaubar sind. Patienten oder Angehörige, die nicht entsprechend aufgeklärt werden, wissen nach der Krankenhausentlassung möglicherweise gar nicht, dass es bestimmte Hilfsmittel gibt, die die häusliche Pflegesituation wesentlich entlasten können. Eine entsprechende Information sollte immer Teil des Entlassungsmanagements sein, zumindest aber ein Hinweis auf Stellen, die zum späteren Zeitpunkt zu dieser Frage angesprochen werden können und detailliert Auskunft geben.

Trotz intensiver Bemühungen ist es natürlich nicht immer möglich, sämtliche Fragen und Probleme der Patienten und der Angehörigen aufzufangen. Außerdem sind während des Krankenhausaufenthalts nicht alle Probleme vorhersehbar, die in der poststationären Phase entstehen. Im Alltag ergeben sich daher regelmäßig Situationen, in denen die Unterstützung bei Problemlösungen von anderen Stellen, die nach der Krankenhausentlassung tätig werden, übernommen werden muss. Patienten und Angehörige sollten darüber informiert werden, an wen sie sich wenden können, wenn neue Fragen und Probleme auftauchen.

Die Vermittlung an die richtigen Stellen ist eine außerordentlich wichtige Aufgabe des pflegerischen Entlassungsmanagements. In Deutschland existiert inzwischen ein umfangreiches Beratungsangebot zu Fragen der Gesundheit und Pflegebedürftigkeit, allerdings ist es in den einzelnen Bundesländern sehr unterschiedlich ausgestaltet. Dazu gehören unabhängige Patientenberatungsstellen, Pflege- und Seniorenberatungsstellen in kommunaler Verantwortung, Pflegestützpunkte, Kranken- und Pflegekassen, Hospizinitiativen, Angebote der Wohlfahrtsverbände, Träger von Pflegeeinrichtungen oder (wie in Nordrhein-Westfalen) Demenz-Servicezentren. Für Patienten und Angehörige ohne Beratungserfahrung ist es meist sehr schwierig und aufwändig, herauszufinden, welches der vielen Beratungsangebote zu ihrer Lebens- und Versorgungssituation passt. Es kann für sie daher sehr hilfreich sein, wenn sie im Verlauf des Entlassungsmanagements über die wichtigsten Beratungsmöglichkeiten informiert werden.

Für pflegebedürftige Menschen wurde mit der Reform der Pflegeversicherung im Jahr 2008 ein neues, interessantes Angebot geschaffen. Seither haben Pflegebedürftige das Recht auf eine »umfassende Pflegeberatung« (§ 7a SGB XI). Wer sich die gesetzlichen Vorschriften genauer ansieht, stellt fest, dass damit weniger eine Beratung im herkömmlichen Sinn als vielmehr eine Unterstützung in Form von Case Management, also eine komplexe Hilfeleistung, gemeint ist. Alle Kernelemente, die das Case Management kennzeichnen, werden dort genannt. Die Pflegekassen sind dazu verpflichtet, diese umfassende Beratung entweder selbst zu leisten oder dafür zu sorgen, dass eine gleichwertige Unterstützung durch andere Stellen erfolgt. Für pflegebedürftige Krankenhauspatienten steht damit theoretisch eine Möglichkeit zur Verfügung, ohne Unterbrechung vom ersten oder zweiten Tag des Krankenhausaufenthalts an über eine längere Zeit professionell begleitet zu werden – zunächst durch das Entlassungsmanagement im Krankenhaus, anschließend durch die umfassende Pflegeberatung. Damit wäre eine wichtige Voraussetzung geschaffen, auch bei Schwerstkranken eine kontinuierliche Beratung und Unterstützung in der akuten und postakuten Phase zu gewährleisten.

Wie gesagt: theoretisch. Denn die umfassende Pflegeberatung ist je nach Region sehr unterschiedlich entwickelt. Manchmal umfasst das Angebot, ähnlich wie in anderen Bereichen, kein wirkliches Case Management, sondern lediglich herkömmliche Beratung. Auch sind manche Adressaten dieses Angebots skeptisch, wenn sie erfahren, dass es sich um eine Begleitung durch ihre Pflegekasse handelt. Perspektivisch könnte die umfassende Pflegeberatung jedoch einen sehr wichtigen Beitrag zur Sicherstellung einer bedarfsgerechten Versorgung nach der Krankenhausentlassung leisten. Eine enge Kooperation zwischen dem Krankenhaus und den Stellen für umfassende Pflegeberatung, die ihren Auftrag mit fachlichem Anspruch umsetzen, ist daher unbedingt wünschenswert.

Eine recht gute Infrastruktur für Patienten und Pflegebedürftige findet sich beispielsweise in Nordrhein-Westfalen. Hier existiert nicht nur eine gut entwickelte kommunale Pflegeberatung, sondern auch ein relativ dichtes Netz aus Anlaufstellen für demenziell Erkrankte und ihre Angehörigen. Es gehört zum Aufbau eines professionellen Entlassungsmanagements dazu, relevante Angebote in der jeweiligen Region ausfindig zu machen, kennen zu lernen und mit den Wichtigsten nach Möglichkeit Kooperationsbeziehungen aufzubauen.

Es versteht sich von selbst, dass die für das Entlassungsmanagement zuständigen Mitarbeiter nicht nur über die Beratungslandschaft, sondern auch über das gesamte Versorgungs- und Unterstützungsangebot in der Region sehr gut informiert sein sollten. Aufgabe des Entlassungsmanagements ist es, den Patienten und seine Angehörigen darin zu unterstützen, Entscheidungen über die Weiterversorgung zu treffen und (bei häuslicher Weiterversorgung) ein stabiles Versorgungsarrangement aufzubauen. Dazu muss aber bekannt sein, welche Möglichkeiten in Betracht kommen und welche Leistungen verfügbar sind. Je nach Erfahrungshintergrund und je nach Patientengruppe, die vom Entlassungsmanagement begleitet wird, kann es einigen Aufwand kosten, sich auch mit speziellen Angeboten vertraut zu machen. So sollte, wenn schwerkranke Kinder zum Klientel gehören, bekannt sein, dass moderne Kinderhospize ein viel breiteres Unterstützungsangebot vorhalten als Hospize für Erwachsene[5]. Sind auch schwerstkranke Patienten mit technikintensiver Versorgung Klientel des Entlassungsmanagements, sollte man mit den heute recht weitreichenden Möglichkeiten, aber auch mit den Problemen der ambulanten In-

---

5 Sie stehen den betroffenen Familien häufig schon vom Zeitpunkt der Diagnosestellung offen und können, ggf. auch mehrfach, ähnlich wie die Kurzzeitpflege für zeitlich befristete Aufenthalte genutzt werden.

tensivpflege vertraut sein. Für das Entlassungsmanagement ist es empfehlenswert, die Entwicklung der Versorgungsstruktur in der Region bewusst zu verfolgen und sich hierfür in regelmäßigen Abständen etwas Zeit zu nehmen.

Die Mobilisierung von Unterstützung schließt in einigen Fällen auch die Integration informeller Helfer ein. Das können Freunde, Nachbarn oder entfernt lebende Verwandte des Patienten sein, aber auch freiwillige Helfer anderer Organisationen. Das Entlassungsmanagement bezieht *alle* Institutionen und Personen ein, deren Hilfe erforderlich ist und die Bereitschaft zur Mitwirkung zeigen.

Koordination der Entlassungsvorbereitung

Damit sind verschiedene Kommunikationsarbeiten *innerhalb* des Krankenhauses angesprochen. Vieles davon betrifft die Informationsvermittlung, Anleitung und Beratung, die in der Entlassungsplanung festgelegt wurde (▶ Kap. 2.4). Die Durchführung erfolgt oft nicht durch die Mitarbeiter des Entlassungsmanagements selbst (oder nur in Teilen), sondern durch Pflegekräfte der Stationen und ggf. auch durch Mitarbeiter des Krankenhaussozialdienstes. Es kommt häufig vor, dass andere beteiligte Mitarbeiter während dieser Arbeiten wichtige Beobachtungen machen und vielleicht sogar ein zusätzliches Problem entdecken, das bislang nicht aufgefallen ist und weiteren Handlungsbedarf nach sich zieht. Aufgabe des Entlassungsmanagements ist es daher auch, die Beobachtungen, Einschätzungen und Maßnahmen aller Beteiligten zusammenzuführen und auszuwerten.

Die Abstimmung bei der Festlegung des Entlassungstermins ist ebenfalls diesem Aufgabenfeld zuzuordnen. Hierbei handelt es sich um einen der schwierigsten Bereiche des Entlassungsmanagements. Formal trägt der Arzt die Verantwortung für die Festlegung des Entlassungstermins, aber er sollte diese Entscheidung nicht treffen, ohne sich mit dem Entlassungsmanagement abzusprechen bzw. ohne sich davon überzeugt zu haben, dass der Patient in eine stabile Versorgungssituation entlassen wird. Im Idealfall definieren Krankenhäuser für Patienten, die Unterstützung in Form des Entlassungsmanagements benötigen, ein besonderes, von der ärztlichen Leitung des Krankenhauses autorisiertes Verfahren, das diese Abstimmung verbindlich vorschreibt. Erfahrungsgemäß bedarf es allerdings großer Anstrengungen, um solche Vorschriften im Versorgungsalltag durchzusetzen.

Es versteht sich von selbst, dass das Entlassungsmanagement bei der Klärung der Frage, ob eine Entlassung zu einem bestimmten Termin in Betracht kommt, mit Patienten und Angehörigen Rücksprache halten muss.

Pflegerischer Entlassungsbrief (Überleitungsbögen)

Zur Abstimmung mit externen Akteuren zählt auch die Vorbereitung eines Überleitungsbogens, der alle wichtigen Informationen für die Weiterversorgung enthält. Es gibt inzwischen verschiedene Begriffe (z. B. pflegerischer Entlassungsbrief, Entlassungsbogen, Überleitungsbrief) für dieses Instrument, wichtiger als der Begriff ist jedoch die Funktion: Der Überleitungsbogen dient der Information anderer Akteure, die außerhalb des Krankenhauses tätig werden.

Der Überleitungsbogen ist bei Patienten, die der Weiterversorgung durch berufliche Helfer bzw. andere Dienste bedürfen, ein wichtiges Kommunikationsmedium. Er dient dazu, allen Beteiligten die Informationen zur Verfügung zu stellen, die sie für die anschließende Versorgung benötigen.

Im Unterschied zu anderen Ländern nimmt der Überleitungsbogen in der deutschen Diskussion sehr viel Raum ein. Manchmal entsteht der Eindruck, dass es sich um das zentrale Thema bei der Überleitung handelt. In früheren Jahren sprach man gelegentlich schon dann von »Pflegeüberleitung«, wenn das betreffende Krankenhaus bei der Entlassung einen Überleitungsbogen ausfüllte. Selbst heute richten sich noch viele Aktivitäten auf die Einführung von Überleitungsbögen und deren Strukturierung.

Der Stellenwert, der den Überleitungsbögen in Deutschland zugeschrieben wird, erklärt sich vor allem daraus, dass dieses Instrument eine für alle Einrichtungen und Dienste zentrale Frage berührt: die Informationsübermittlung, die auch heute noch in vielen Fällen nicht oder nicht rechtzeitig erfolgt. Dennoch ist der Überleitungsbogen lediglich ein *Medium* der Informationsübermittlung. Ein guter Überleitungsbogen macht noch kein gutes Entlassungsmanagement. Die Erfahrung zeigt vielmehr, dass nicht wenige Krankenhäuser zwar Überleitungsbögen eingeführt haben, dass aber gleichzeitig die Strukturen und Prozesse fehlen, die nötig wären, damit die Überleitung reibungslos gelingt. Ein Überleitungsbogen ersetzt keine Personalstelle für das pflegerische Entlassungsmanagement und auch nicht die Anpassung der Handlungsabläufe an die Anforderungen, die sich aus einer systematischen Überleitung des Patienten ergeben.

Schon seit vielen Jahren bemühen sich Praktiker und Forscher darum, zu definieren, welche *Themen und Inhalte* mit einem Überleitungsbogen übermittelt werden sollen. Die Entscheidung dieser Frage ist nicht ganz einfach, weil hier – ähnlich wie beim Assessment – zwei unterschiedliche Anforderungen zu berücksichtigen sind. Überleitungsbögen müssen alle relevanten Informationen enthalten, sie dürfen aber auch nicht zu umfangreich sein und dadurch zu viel Arbeitsaufwand verursachen. Zu komplexe Instrumente, das lehrt die Erfahrung, werden nicht oder nur unvollständig ausgefüllt und von den Adressaten nicht genutzt. Denn wenn man die relevante Information mühsam aus einer Fülle von Details herausdestillieren muss, werden diejenigen, die nach der Entlassung mit dem Überleitungsbogen arbeiten sollen, auf dieses Instrument dankend verzichten.

Was aber ist relevante Information? In der Praxis stößt man zum Teil auf die Tendenz, alles, was den Patienten betrifft, als wichtig zu bezeichnen.

Die Schwierigkeit zu entscheiden, was relevant ist und was nicht, hängt zum Teil damit zusammen, dass sich der Stellenwert von Information je nach Versorgungskonstellation unterscheiden kann. Ein ambulanter Pflegedienst, der einen pflegebedürftigen Patienten bereits vor dem Krankenhausaufenthalt versorgt hat, interessiert sich vor allem für die Frage, was sich gegenüber der früheren Pflegesituation verändert hat. Ein Pflegedienst hingegen, der erstmals die Pflege eines Patienten übernimmt, interessiert sich möglicherweise für die gesamte Vorgeschichte, die zumindest in Teilen auch im Krankenhaus erfasst worden ist. Beim Übergang in die Heimversorgung hat die Frage nach dem biografischen Hintergrund und der gewohnten Tagesstruktur des Patienten eine größere Relevanz als im Falle der Weiterversorgung durch ambulante Dienste, die als Ergänzung zur Angehörigenpflege tätig werden. All die verschiedenen Versorgungskonstellationen bei der Konstruktion eines Überleitungsbogens zu berücksichtigen, ist dementsprechend sehr schwierig.

Auch die Erkrankung bzw. gesundheitliche Situation des Patienten kann eine große Rolle spielen. Für einen Patienten mit einer psychischen Erkrankung sind ganz andere Informationen von Bedeutung als für einen chirurgisch behandelten Patienten. Das Alter ist ebenfalls von Bedeutung. Bei der Entlassung eines Kindes im Vorschulalter ergeben sich ganz andere Fragen und Probleme als bei der Entlassung eines geriatrischen Patienten. Es kann daher sinnvoll sein, Überleitungsbögen – ähnlich wie beim differenzierten Assessment für das Entlassungsmanagement – auf die jeweilige Patientengruppe abzustimmen.

Es soll an dieser Stelle daher keine allgemeingültige Empfehlung formuliert werden, welche Inhalte im Einzelnen berücksichtigt und wie sie gewichtet oder differenziert werden sollten. Vielmehr folgt ein Überblick über Themen und Inhalte, die sich in fachlich anspruchsvollen Überleitungsbögen wiederfinden (in unterschiedlicher Kombination und Gewichtung, siehe auch ► Kasten 2.2):

- Allgemeine Angaben zur Person: Alter, Geschlecht, Adresse, Telefonnummer etc.
- Ansprechpartner im Krankenhaus und Kontaktdaten Dritter: Es ist auf jeden Fall sinnvoll, Ansprechpartner und Möglichkeiten des Kontakts zu ihnen aufzuführen. Dazu gehören zunächst einmal natürlich die Ansprechpartner im Krankenhaus, aber auch die behandelnden Ärzte, Betreuer oder auch Angehörige, die etwas weiter entfernt leben, und ggf. weitere Personen. Es kann für andere Dienste manchmal sehr aufwändig sein, Kontaktdaten zu recherchieren, wenn der Patient selbst keine Auskunft mehr geben kann.
- Wohnsituation: Damit ist die Frage nach der Lage und Ausgestaltung der Wohnung angesprochen. In welchem Stockwerk befindet sich die Wohnung? Ist ggf. ein Aufzug vorhanden (wichtig für Patienten mit Mobilitätsbeeinträchtigungen)? Gibt es Besonderheiten in der Wohnung, die sich auf die individuelle Versorgung auswirken könnten?
- Soziales Umfeld und informelle Hilfen: Mit diesen Informationen wird umschrieben, wer die zentralen Bezugspersonen des Patienten sind und welche Rolle sie in seinem Lebens- und Versorgungsalltag einnehmen.
- Leistungsansprüche: Insbesondere, wenn während des Krankenhausaufenthalts Anträge auf bestimmte Leistungen (z. B. der Pflegeversicherung) auf den Weg gebracht worden sind, ist für nachsorgende Einrichtungen eine Information über den Stand des Antragsverfahrens wichtig. Natürlich sind auch die Information, welchen Pflegegrad der Patient hat, und ähnliche Angaben von Bedeutung.
- Versorgungssituation vor dem Krankenhausaufenthalt: Diese Informationen sind vor allem dann von Interesse, wenn neue Einrichtungen oder Dienste in die Versorgung mit einbezogen werden sollen. Sie können sich dann u. a. ein Bild davon machen, welche Hilfen bereits vor dem Krankenhausaufenthalt geleistet worden sind und auch in Zukunft zur Verfügung stehen.
- Umstände des Krankenhauseintritts: Informationen dazu, unter welchen gesundheitlichen Problemen der Patient vor der Aufnahme in das Krankenhaus litt

und welches akute Krankheitsereignis zum Aufenthalt führte, können sehr wichtig sein, wenn eine Einrichtung erstmals die Versorgung des Patienten übernimmt. Durch Kenntnis der Vorgeschichte erfahren die beteiligten Institutionen z. B. etwas über besondere gesundheitliche Risiken, auf die auch in Zukunft zu achten ist.

- Versorgung während des Krankenhausaufenthalts: Es ist für einen ambulanten Pflegedienst sehr nützlich zu wissen, welche Therapien und welche aktivierenden Maßnahmen, mit denen im Krankenhaus begonnen wurde, nach der Entlassung fortzusetzen sind.
- Grundlegende Informationen zu Erkrankungen und zur Versorgung (einschließlich Medikation): Die für die gesundheitliche Situation des Patienten charakteristischen Erkrankungen sollten immer aufgeführt werden. Es reicht allerdings nicht aus, die für die Krankenhausaufnahme relevanten Diagnosen zu dokumentieren. Für die Weiterversorgung können ebenso gut andere Erkrankungen, die für die Krankenhausaufnahme nicht so relevant waren, Bedeutung haben. Das klassische Beispiel ist ein Diabetes mellitus. Diese Erkrankung wirkt sich auf zahlreiche Lebensbereiche aus und hat auch Konsequenzen für die pflegerische Weiterversorgung. Ähnliches gilt für Besonderheiten der Vitalfunktionen. Schließlich sollte, trotz aller schwierigen Fragen, die damit verbunden sind, über die Medikation des Patienten informiert werden (s. u.).
- Ausprägung der Pflegebedürftigkeit: Damit ist nicht nur gemeint, welcher Pflegegrad der Patient hat. Angesprochen sind vielmehr die aus fachlicher Sicht typischen Merkmale der individuellen Pflegebedürftigkeit. Zumindest sollten folgende Aspekte der Pflegebedürftigkeit berücksichtigt werden: Mobilität, kognitive Fähigkeiten, Verhaltensauffälligkeiten (»herausforderndes« Verhalten), Selbständigkeit im Bereich der alltäglichen Lebensaktivitäten, Selbständigkeit bei der Gestaltung des Alltagslebens (Tagesstrukturierung, Ruhen und Schlafen, sich beschäftigen etc.), Kommunikation, Hautzustand und Kontinenz. Darüber hinaus sollten charakteristische Risiken, soweit sie dem Krankenhaus bekannt geworden sind, dokumentiert werden. Das individuelle Sturzrisiko gehört sicherlich zu den Aspekten, die auch die Pflegenden im Krankenhaus beurteilen können. Die Aufmerksamkeit sollte allerdings nicht nur den Risiken gelten, die für präventive Maßnahmen relevant sind. Etwaige Hinweise auf ein Alkoholproblem oder ähnliche Problemlagen sollten ebenfalls berücksichtigt werden.
- Hilfsmittel: Dies ist für die pflegerische Weiterversorgung ein sehr wichtiges Thema. Die Informationen können sich darauf beziehen, welche Hilfsmittel bislang genutzt wurden, welche zukünftig erforderlich sein werden und welche Probleme im Umgang mit den Hilfsmitteln bestehen bzw. zu erwarten sind.
- Beratungs- und Anleitungsbedarf: Häufig wird es nicht möglich sein, während des Krankenhausaufenthalts den gesamten Informations-, Beratungs- und Anleitungsbedarf des Patienten abzudecken. In einem Überleitungsbogen kann dokumentiert werden, welcher Stand der Unterstützung im Krankenhaus erreicht worden ist und welcher Bedarf in Zukunft noch berücksichtigt werden sollte.
- Geplante Maßnahmen: Dazu gehören alle absehbaren pflegerischen, rehabilitativen und therapeutischen Maßnahmen.

Neben diesen fachlichen Informationen können weitere Einschätzungsergebnisse dokumentiert werden. Hilfreich ist beispielsweise die Beantwortung folgender Fragen:

- Welche Probleme sehen der Patient und/oder seine Angehörigen für die Zeit nach der Krankenhausentlassung als die wichtigsten Probleme an?
- Welche Versorgungsfragen sollten aus Sicht des Patienten oder der Angehörigen als erstes angegangen werden?
- Was sind die größten Sorgen aus der Sicht des Patienten und der Angehörigen?

Natürlich können verschiedene andere Fragen von Bedeutung sein, dies hängt im Einzelnen davon ab, um welche Patientengruppe es sich handelt. Bei der Vorbereitung der Versorgung beatmungspflichtiger Kinder in der häuslichen Umgebung beispielsweise spielt eine differenzierte Einschätzung der Fähigkeiten der pflegenden Eltern eine besonders wichtige Rolle. Die oben angeführten Punkte erheben daher keinen Anspruch auf Vollständigkeit.

Natürlich muss eine *Einverständniserklärung* des Patienten oder, wenn dieser nicht einwilligungsfähig ist, eines Angehörigen bzw. eines Betreuers vorliegen. Das Einverständnis ist Voraussetzung dafür, dass die Dokumentation an andere Einrichtungen weitergeleitet werden darf.

Kasten 2.2: Mögliche Inhalte eines Überleitungsbogens

- Allgemeine Angaben zur Person
- Ansprechpartner im Krankenhaus und Kontaktdaten Dritter
- Wohnsituation
- Soziales Umfeld und informelle Hilfen
- Leistungsansprüche
- Versorgungssituation vor dem Krankenhausaufenthalt
- Umstände des Krankenhauseintritts
- Versorgung während des Krankenhausaufenthalts
- Grundlegende Informationen zu Erkrankungen und zur Versorgung
- Ausprägung der Pflegebedürftigkeit
- Hilfsmittel
- Beratungs- und Anleitungsbedarf
- Geplante Maßnahmen
- Prioritätensetzungen des Patienten/der Angehörigen

Auf zwei inhaltliche Punkte, die die Kooperation zwischen Pflege und Medizin berühren, soll an dieser Stelle noch einmal gesondert eingegangen werden.
Der erste Punkt betrifft *Angaben zu medizinischen Diagnosen.* Diese haben eine große Bedeutung, weil sich die Pflegenden besser auf die gesundheitliche Situation des Patienten einstellen, Risiken vermeiden und ggf. auch verschiedene Krankheitssymptome besser einordnen können. Allerdings besteht teilweise große Unsicherheit in der Frage, ob Pflegekräfte medizinische Diagnosen dokumentieren dürfen. Diese Unsicherheit kann dazu führen, dass medizinische Diagnosen in den Überleitungsbögen überhaupt nicht vermerkt werden. Die Kooperation zwischen Entlassungs-

management und ärztlichem Personal sollte in den Krankenhäusern allerdings so gut entwickelt sein, dass man hierzu ein tragfähiges Verfahren findet.

Besonders wichtig, in der Praxis aber häufig ebenfalls problemträchtig, ist die *Information über die Medikation.* So reicht es mitunter nicht aus, die Medikation aus der Pflegedokumentation in den Überleitungsbogen zu übertragen. Denn es kommt vor, dass die Dokumentation dann nicht mehr mit der Medikamentenempfehlung im Arztbrief übereinstimmt, weil der zuständige Arzt es manchmal versäumt, über Änderungen zu informieren. Um Unsicherheiten und Missverständnisse bei der späteren Versorgung zu vermeiden, reagieren Pflegende zum Teil damit, dass sie auf Angaben zu den Medikamenten im Überleitungsbogen gänzlich verzichten. Das kann jedoch erhebliche Konsequenzen für den Patienten mit sich bringen.

Besonders wichtig ist es, dass im Überleitungsbogen klar wird, was gemeint ist, wenn Medikamente aufgeführt werden. Es kommt vor, dass Mitarbeiter ambulanter Pflegedienste die im Überleitungsbogen aufgeführten Medikamente als ärztliche Anordnung deuten und dadurch Missverständnisse in der Zusammenarbeit mit dem Hausarzt entstehen. Manche Krankenhäuser begegnen diesem Problem dadurch, dass sie im Überleitungsbogen deutlich darauf hinweisen, dass es sich bei den aufgeführten Medikamenten um eine Empfehlung handelt und die Bestätigung durch den Hausarzt noch eingeholt werden muss.

Hilfreich, aber bislang nur von wenigen Krankenhäusern praktiziert ist ein Verfahren, bei dem am Ende auch der behandelnde Arzt seine Unterschrift unter das Formular setzt. Dies kann viele Diskussionen und Probleme im Bereich der Dokumentation von Diagnosen und Medikamenten beheben. Außerdem ist ein solches Verfahren ein Beitrag zur Sicherstellung der Dokumentationsqualität: Wird der Überleitungsbogen routinemäßig vom behandelnden Arzt gegengezeichnet, so hat dieser die Möglichkeit, die Angaben zur medizinischen Versorgung noch einmal zu prüfen und evtl. zu korrigieren.

Vorteilhaft ist es auf jeden Fall, wenn der inhaltliche Aufbau eines Überleitungsbogens sich an den *Aufbau des differenzierten Assessments* anlehnt. Viele Informationen zur Patientensituation, die zu Beginn des Prozesses erfasst werden, sind auch für den weiteren Verlauf relevant und müssen nicht aktualisiert werden. Dadurch spart man Aufwand, weil manche Informationen nur noch vom differenzierten Assessment in den Überleitungsbogen übertragen werden müssen. Besonders hilfreich sind in dieser Hinsicht EDV-Versionen, die es ermöglichen, einen Teil der im Assessment erfassten Informationen einfach in den Überleitungsbogen zu kopieren. Ein solches Verfahren sollte aber gut durchdacht werden. Weil das differenzierte Assessment bereits zu einem relativ frühen Zeitpunkt des Krankenhausaufenthalts stattfindet, sind viele Punkte, die für die Weiterversorgung wichtig sind, noch gar nicht bekannt. Auch sind nicht alle Kontaktpersonen, die für die Weiterversorgung wichtig sind, von Beginn an bekannt. Es sind also viele Ergänzungen erforderlich. Ist der Aufbau des Überleitungsbogens und des differenzierten Assessments jedoch zumindest im Bereich der Stammdaten und der Beschreibung der bisherigen Lebens- und Versorgungssituation identisch, so kann das im Arbeitsalltag eine erhebliche Erleichterung darstellen.

Eine wichtige Grundsatzfrage bei der Entwicklung oder Auswahl von Überleitungsbögen betrifft die Art und Weise, wie Informationen dokumentiert werden:

Standardisiert, d. h. in einer Form, bei der das Meiste über das Ankreuzen von Antwortvorgaben oder das Eintragen von Ziffern abgearbeitet werden kann, oder durch *Angaben im Klartext*. Beide Varianten haben Vor- und Nachteile. Eine standardisierte Dokumentation hat den Vorteil, dass das entsprechende Formular relativ zügig ausgefüllt werden kann. Die Informationen bleiben dann allerdings relativ allgemein (z. B. Ja/Nein-Antworten), und der Bogen kann relativ lang werden, weil jede mögliche Situation zu berücksichtigen ist und die Antwortvorgaben dadurch relativ umfangreich werden können. Bei Instrumenten, die stärker mit Klartext-Angaben arbeiten, müssen weniger Antwortmöglichkeiten vorgesehen werden. Die Bögen sind kürzer, das Ausfüllen erfordert jedoch mehr Schreibarbeit. Die Information kann präziser sein, aber ein solcher Bogen verlangt von seinem Adressaten, dass er sich in die Aufzeichnungen einliest.

Die meisten Überleitungsbögen stellen eine Mischform aus beiden Vorgehensweisen dar, sind also teilstandardisiert, wobei die standardisierten Angaben in der Regel überwiegen. Auch hier gilt es abzuwägen, wie hoch der Anteil der Freitext-Angaben sein soll. Im Ankreuzverfahren lässt sich beispielsweise sehr rasch dokumentieren, ob der Patient Hilfe bei der Nahrungsaufnahme benötigt. Aus einem solchen Eintrag wird allerdings nicht die Art der erforderlichen Hilfeleistung ersichtlich und auch über die Ressourcen, über die der Patient ggf. noch verfügt, erfährt man hier nichts.

Unter inhaltlichen Gesichtspunkten bietet der Freitext daher viele Vorteile, doch zeigt die Erfahrung, dass Instrumente mit einem hohen Anteil solcher Erläuterungen oftmals nicht sinnvoll genutzt werden. Weil es den Mitarbeitern am Ende wohl doch zu aufwändig erscheint, bleiben die schriftlichen Ausführungen in Klartext-Feldern häufig sehr kurz, wodurch der Vorteil – die konkrete Information – verlorengehen kann. Auch das Gegenteil kommt vor: Bei teilstandardisierten Instrumenten wird für die freien Formulierungen häufig zu wenig Platz einkalkuliert. Mit einem solchen Instrument arbeitet niemand gern, was die Tendenz fördert, auf Freitext-Formulierungen gänzlich zu verzichten.

Einige Krankenhäuser, die mit Überleitungsbögen arbeiten, verfügen über *zwei Versionen: ein ausführliches Formular und einen Kurzbericht*. Das kann von großem Vorteil sein, allerdings muss klar definiert sein, in welchen Situationen ein Kurzbericht als ausreichend gelten kann. Manche Häuser machen das davon abhängig, ob durch die akute Gesundheitsstörung und den Krankenhausaufenthalt eine wesentliche Veränderung der Versorgung oder des Versorgungsbedarfs zu erwarten ist. Kurzberichte werden häufig verwendet, wenn Patienten in eine Einrichtung »zurückverlegt« werden. Auch in Situationen, in denen keine Weiterversorgung durch Pflegeeinrichtungen erfolgt, könnte es evtl. ausreichen, einen Kurzbericht zu erstellen (als Information für den Hausarzt sowie als Dokumentation für den Fall, dass später doch einmal pflegerische Unterstützung benötigt wird).

Wer den Überleitungsbogen ausfüllt, ist in den Krankenhäusern mit pflegerischem Entlassungsmanagement unterschiedlich geregelt und hängt vom jeweiligen Organisationskonzept ab. Wo zentralisierte Stellen das Entlassungsmanagement übernehmen, fällt das Ausfüllen des Überleitungsbogens oftmals in ihren Verantwortungsbereich. Es gibt aber auch Konstellationen, in denen eine zentrale Stelle für das pflegerische Entlassungsmanagement lediglich die Gesamtverantwortung übernimmt, die meisten Informationen aber von den Pflegenden der Krankenhausstationen beigesteuert werden.

Ein Überleitungsbogen kann sich an mehrere *Adressaten* richten. Er ist gewissermaßen das pflegerische Pendant zum Arztbrief und enthält für alle Beteiligten wichtige Informationen zur Versorgungssituation und zu den Bedarfslagen des Patienten. Aus diesem Grund ist er nicht allein für Pflegeeinrichtungen interessant, sondern auch für den Hausarzt und andere niedergelassene Ärzte. Eine Kopie des Überleitungsbogens wird daher häufig an beide Akteure versendet, an die Pflegedienste/-einrichtungen und an den jeweiligen Hausarzt.

Es kann jedoch weitere Adressaten geben. Die Stellen, die für die Pflegeberatung zuständig sind, Hospizdienste und verschiedene andere Stellen können ebenfalls auf verlässliche Informationen angewiesen sein, um die Begleitung des Patienten entsprechend des veränderten Bedarfs anzupassen. Als Faustregel gilt, dass alle Personen und Institutionen einen Überleitungsbogen erhalten sollten, die für die Patienten und Angehörigen Unterstützung leisten und hierzu eine Bedarfseinschätzung durchführen bzw. benötigen, um ihr Handeln der aktuellen gesundheitlichen Situation anzupassen.

Es gibt in den Krankenhäusern unterschiedliche Lösungen für die Frage, *wann* der Überleitungsbogen ausgefüllt werden soll. Manche Krankenhäuser setzen sich zum Ziel, dass der Bogen bereits am Entlassungstag bei der Pflegeeinrichtung und dem Hausarzt vorliegt. Damit hätten diese einen gewissen zeitlichen Spielraum, sich auf den Versorgungsbedarf des Patienten einzustellen und entsprechende Maßnahmen vorzubereiten. In anderen Häusern wird das Formular einfach dem Patienten bei dessen Entlassung ausgehändigt, eventuell mit Ergänzung durch eine telefonische Information an den Pflegedienst, wenn dringender Handlungsbedarf besteht. Die Information kommt dann also mehr oder weniger zeitgleich mit dem Patienten bei der jeweiligen Institution an.

Der zuletzt genannte Weg – Übergabe des Überleitungsbogens an die Patienten oder Angehörigen mit dem Hinweis, die Dokumente bitte an die Pflegeeinrichtung und den Arzt weiterzuleiten – stellt für das Krankenhaus zwar die einfachste Lösung dar, birgt aber auch viele Unsicherheiten. Möglicherweise ist der Überleitungsbogen eines von mehreren Dokumenten, das die Patienten und Angehörigen mit nach Hause nehmen. Es kann sein, dass sie den Bogen dann später nicht mehr richtig zuordnen können oder schlicht vergessen, ihn beim nächsten Arztbesuch mitzunehmen. Da dies für sie ohne direkt ersichtliche Konsequenzen bleibt, wird die Bedeutung des Bogens möglicherweise geringgeschätzt, was dazu führt, dass er auch beim nächsten Besuch zu Hause bleibt.

Krankenhäuser, die solche Risiken und Unsicherheiten vermeiden wollen, bemühen sich um andere Wege. Mit den heutigen technischen Möglichkeiten existieren verschiedene Optionen, schriftliche Informationen an andere Einrichtungen weiterzuleiten. Entscheidend ist allerdings, dass die reine Versendung schriftlicher Informationen in eine Kooperation zwischen den Einrichtungen eingebettet ist. Ansonsten erhält die Pflegeeinrichtung ein Dokument, dessen Adressat vielleicht gar nicht klar definiert ist (Welcher Mitarbeiter? Welcher Wohnbereich?). Ohne einen definierten Kooperationsrahmen können auch hier Informationen verloren gehen. Erfahrungsberichte aus den Krankenhäusern umfassen ein breites Spektrum aller möglichen Informationspannen bei der Übermittlung solcher Überleitungsbögen.

Eine besondere Variante von Überleitungsbögen sind Instrumente, die *auf lokaler Ebene*, also für die jeweilige Kommune oder den Kreis eine gewisse Verbindlichkeit besitzen. Mit der Entwicklung oder Abstimmung gemeinsamer Überleitungsbögen haben sich schon recht viele Kommunen und Kreise beschäftigt. Initiativen dieser Art zielen meist darauf ab, ein universelles Instrument zur Verfügung zu stellen, d. h. ein Instrument, das nicht nur bei der Krankenhausentlassung, sondern auch beim Übergang in das Krankenhaus Verwendung finden kann. Die Idee hinter solchen Initiativen besteht darin, dass gemeinsam entwickelte oder abgestimmte Instrumente größere Akzeptanz finden und intensiver genutzt werden. Außerdem wird das Risiko reduziert, dass Missverständnisse oder Reibungsverluste entstehen, weil die Einrichtungen unterschiedliche Formulare benutzen und die jeweiligen Dokumentationsgepflogenheiten von anderen Einrichtungen nicht ohne Probleme nachvollzogen werden können.

Die gemeinsame Arbeit an einem Instrument (oder die gemeinsame Entscheidung zur Nutzung eines verfügbaren Instruments) kann außerdem zur Festigung verbindlicher Kooperationsbeziehungen beitragen. Denn damit ist ein Anlass gegeben, bei dem sich Einrichtungen und ihre Mitarbeiter, die bislang meist nur lose zusammengearbeitet und keine direkten Kontakte gepflegt haben, über ihre jeweiligen Belange intensiv austauschen. Hier gilt allerdings das oben gesagte: Ein Dokumentationsinstrument ist nur ein Medium. Es ist schon mehrfach gelungen, sich auf der Ebene einer Kommune oder eines Kreises auf ein Instrument zu verständigen, allerdings haben sich dann in der Praxis häufig Reibungsverluste gezeigt, die man durch die Zusammenarbeit gerade vermeiden wollte. Dies geschieht häufig dann, wenn Zuständigkeiten, Übermittlungswege, Ansprechpartner, Adressaten und Abläufe nicht klar genug oder vielleicht sogar überhaupt nicht definiert sind.

Auch heute noch wird unterschätzt, wie wichtig komplementäre Maßnahmen bei der Einführung von Überleitungsbögen sind. Sich ein entsprechendes Formular zu besorgen und zu den üblichen Dokumentationsinstrumenten zu legen, ist ziemlich einfach. Überleitungsbögen müssen aber in Verfahrensweisen eingebunden sein und es bedarf einer klaren Definition, wer für die Dokumentation und die Weiterleitung verantwortlich ist. Wie gesagt: Sie sind nur ein Medium zur Kommunikation zwischen den beteiligten Akteuren. Überleitungsbögen, Verfahrensregeln und definierte Kooperationsbeziehungen, über die man sich idealerweise im Vorfeld verständigt hat, gehören zusammen.

Übergabegespräche

Überleitungsbögen sind eine wichtige Informationsquelle für die weiterversorgenden Einrichtungen. Sie haben aber Grenzen, und diese Grenzen sind häufig schnell erreicht, wenn Patienten einen außergewöhnlichen oder einen komplexen Unterstützungsbedarf aufweisen. Nicht nur, aber vor allem in diesen besonderen Fällen ist das direkte Gespräch zwischen den Pflegenden des Krankenhauses und den Pflegenden anderer Einrichtungen wichtig.

Der nationale Expertenstandard enthält eine Vorgabe dazu: Das Krankenhaus soll den Mitarbeitern anderer Einrichtungen zumindest das Angebot unterbreiten, ein

Übergabegespräch im Krankenhaus zu führen bzw. bei spezifischen Fragen Beratung zu leisten. Übergabegespräche sind im Kontext der Überleitung oftmals eine wichtige Ergänzung zur schriftlichen Information.

Solche Gespräche bedürfen jedoch eines definierten Rahmens, um für die Beteiligten einen Gewinn zu bringen. Werden Übergabegespräche allzu spontan durchgeführt, erhalten die Mitarbeiter aus den Pflegeeinrichtungen womöglich nur wenig Information, die über den Überleitungsbogen hinausreicht. Es kommt vor, dass sich im Krankenhaus niemand zuständig fühlt oder gerade niemand greifbar ist, der über den Patienten ausreichend informieren könnte. Ohne Einbindung in geregelte Verfahrensweisen besteht außerdem ein gewisses Risiko, dass Besuche von Mitarbeitern anderer Einrichtungen unpassend kommen und als Störfaktor im Stationsablauf empfunden werden.

Die Stellen für das pflegerische Entlassungsmanagement sollten das Übergabegespräch begleiten, d. h. nicht nur eine Pflegende als Ansprechpartner auf der Station benennen. Gut vorbereitete Übergabegespräche werden geschätzt und festigen die Kooperation zwischen Krankenhäusern und Pflegeeinrichtungen.

Übergabegespräche lassen sich in den Krankenhausalltag heute nicht leicht integrieren. Unter Zeitdruck besteht manchmal die Tendenz, sich auf organisatorische und finanzielle Fragen oder die Hilfsmittelsituation zu beschränken. Gerade diese Themen sind allerdings mit der Vorschrift im Expertenstandard zum pflegerischen Entlassungsmanagement nicht angesprochen. Dort ist vielmehr von Beratung die Rede. Zu Fragen, die sich mit dem Instrument Überleitungsbogen nicht gut genug kommunizieren lassen, soll eben das direkte Gespräch stattfinden, in dem die Mitarbeiter des Krankenhauses die Situation des Patienten, ihre Einschätzungen und Erfahrungen sowie ihre Empfehlungen eingehend erläutern. Die Gestaltung der individuellen Pflege und weniger die äußeren Rahmenbedingungen, über die man sich auch auf anderen Wegen austauschen kann, sollten dabei im Mittelpunkt stehen.

Die aktualisierte Fassung des Expertenstandards aus dem Jahr 2019 empfiehlt an dieser Stelle auch ein Übergabegespräch mit den pflegenden Angehörigen. Dies durchbricht die ursprüngliche und besser nachvollziehbare Strukturierung der Aufgaben bei der Durchführung des Entlassungsmanagements. Die Erläuterung der gesundheitlichen Situation des Patienten, der Risikosituation, der Versorgungsanforderungen und weiterer Fragen ist Bestandteil der Information, Beratung, Anleitung und Schulung der pflegenden Angehörigen (► Kap. 2.4). Es wäre fachlich verkürzt, diese edukativen Maßnahmen auf ein Übergabegespräch zu reduzieren. Ein gesondertes Übergabegespräch mit den pflegenden Angehörigen wäre nach erfolgreicher Durchführung dieser Maßnahmen und neben einem strukturierten Abschlussgespräch (► Kap. 2.6) eine Dopplung von Maßnahmen, deren Nutzen nicht ganz erkennbar ist.

2.6 Überprüfung der Entlassungsplanung

>»Die Pflegefachkraft führt mit Patient*in und Angehörigen in regelmäßigen Abständen, aber spätestens 24 Stunden vor dem geplanten Entlassungstermin eine Überprüfung durch, ob die Entlassungsplanung bedarfsgerecht ist. Bei Bedarf werden Modifikationen eingeleitet.« (DNPQ 2019, P5)

Dieser Arbeitsschritt stellt gewissermaßen eine Zwischenevaluation des individuellen Entlassungsmanagements dar. Im Kern geht es um die Überprüfung der Frage, ob alle Maßnahmen getroffen worden sind, die in der individuellen Entlassungsplanung vorgesehen waren, und ob sie geeignet sind oder waren, das jeweils angestrebte Ziel zu erreichen. Fühlen sich der Patient und die Angehörigen gut gerüstet bzw. ausreichend informiert und beraten, um die Versorgungsanforderungen nach der Entlassung zu bewältigen? Sind alle Vorbereitungen, die zur Inanspruchnahme von Sozial- oder Versicherungsleistungen notwendig sind, getroffen? Sind alle zeitlichen, organisatorischen und finanziellen Fragen zur geplanten Nutzung von Einrichtungen und Diensten geklärt?

Die Überprüfung der Entlassungsplanung erfolgt zeitnah vor dem geplanten Entlassungstermin. Der Expertenstandard gibt hierzu, in Einklang mit Hinweisen aus der Fachliteratur, einen Zeitpunkt 24 Stunden vor der Entlassung des Patienten vor. Die Überprüfung sollte also spätestens am Tag vor der Entlassung erfolgen. Dann können im Notfall noch Maßnahmen eingeleitet werden, die zur Lösung neuer oder noch nicht genügend bearbeiteter Probleme erforderlich sind. Weil sich dies als schwierig erweisen kann, empfiehlt der 2019 aktualisierte Standard, die Entlassungsplanung gemeinsam mit Patienten und Angehörigen mehrfach (»in regelmäßigen Abständen«) zu überprüfen. Es ist allerdings sehr fraglich, ob dies – insbesondere angesichts der kurzen Verweildauern und im Blick auf die Möglichkeiten der Patienten und Angehörigen – eine realistische Vorstellung ist.

Es ist besonders wichtig, die Überprüfung gemeinsam mit dem Patienten und seinen Angehörigen vorzunehmen. In vielen Punkten können nur sie bewerten, ob die Vorbereitungen für die Zeit nach der Entlassung ausreichend sind oder ob noch weiterer Handlungsbedarf besteht. Deshalb ist es empfehlenswert, die gemeinsame Überprüfung in Form eines strukturierten Abschlussgesprächs vorzunehmen. Gespräche mit den betreffenden Patienten und Angehörigen können zwar später auch noch stattfinden, doch sollte ein klarer Rahmen für ein Abschlussgespräch definiert werden, das nicht zwischen Tür und Angel stattfindet und dessen Ergebnisse festgehalten werden.

Für die Überprüfung können einfache Checklisten verwendet werden. Welche Inhalte zu berücksichtigen sind, hängt wieder von der jeweiligen Patientengruppe ab. Im Folgenden wird ein Beispiel aus Großbritannien aufgezeigt, das einer Leitlinie zum Entlassungsmanagement entstammt. Man muss dabei berücksichtigen, dass die britischen Vorschriften zum Entlassungsmanagement im Vergleich zur Situation in Deutschland wesentlich strenger sind und konkretere Vorgaben beinhalten.

Das vorgeschriebene Prozedere im gewählten Beispiel weicht etwas von den Vorgaben des nationalen Expertenstandards ab. Die Anordnung der Entlassung soll 48 Stunden vor dem geplanten Termin erfolgen. Eine erste, zeitgleich zu bearbeitende Checkliste ermöglicht die Überprüfung, welche Aufgaben bis zu diesem Zeitpunkt bereits erledigt worden sind. Dazu gehören u. a. folgende Punkte:

- Der Patient hat schriftliche und mündliche Informationen erhalten.
- Die Pflege des Patienten wurde mit den Angehörigen besprochen.
- Vereinbarungen mit dem Patienten und den Angehörigen wurden von diesen bestätigt.
- Die pflegenden Angehörigen können mit den Hilfsmitteln umgehen.
- Ein Überleitungsbogen ist vervollständigt und unterschrieben.
- Ein Arztbrief liegt vor und wurde bereits per Mail oder Fax verschickt.
- Der Transport des Patienten ist sichergestellt.
- Die Vereinbarungen für die häusliche Versorgung wurden von den zuständigen Akteuren (Pflegedienst etc.) bestätigt.
- Patienten und Angehörige wurden im Umgang mit Hilfsmitteln angeleitet.
- Angehörige wurden aufgefordert, für den Patienten Kleidung mitzubringen.

Darüber hinaus werden die Patienten (oder ihre Angehörigen) gebeten, den Entlassungsplan zu unterzeichnen und damit u. a. zu dokumentieren, dass sie mit allen Maßnahmen einverstanden sind und die benötigten Informationen und Instruktionen erhalten haben. Eine solche Vorgabe findet sich in mehreren Leitlinien anderer Länder. Auch für die Versorgung in Deutschland wäre das eine interessante Möglichkeit. Eine Vorschrift zum Abzeichnen durch den Patienten kann eventuell einen Beitrag dazu leisten, dass die Entlassungsplanung nicht ohne Rücksprache mit ihm oder seinen Angehörigen erfolgt. Diese Idee könnte in viele Richtungen ausgebaut werden.

Für den Tag der Entlassung ist gemeinsam mit dem Patienten eine weitere Checkliste mit folgenden Punkten zu bearbeiten:

- Haustürschlüssel sind vorhanden, Heizung ist ggf. angestellt, Lebensmittel sind zu Hause vorhanden.
- Die Medikation wurde mit dem Patienten und/oder den Angehörigen besprochen.
- Ärztliche Verordnungen wurden in die Wege geleitet.
- Die Verschreibung der Medikamente wurde ausgehändigt.
- Therapeuten und Pflegekräfte sind informiert.
- Die Anordnung ambulanter Pflege ist erfolgt.
- Der vorgesehene Transport für den Patienten wurde bestätigt.

Dieses Beispiel soll zu eigenen Ideen anregen, es wird nicht empfohlen, die komplette Liste zu übernehmen. Weil die Maßnahmenplanung für die Patienten sehr unterschiedlich ausfällt, sollte eine Checkliste mehrere Antwortmöglichkeiten vorsehen, z. B.:

☐ erledigt

☐ nicht erledigt

☐ trifft nicht zu (d. h. kein Teil der Entlassungsplanung)

2.7 Nach der Entlassung

»Die Pflegefachkraft nimmt innerhalb von 48-72 Stunden nach der Entlassung Kontakt mit Patient*in und Angehörigen oder der weiterversorgenden Einrichtung auf und vergewissert sich, ob die Entlassungsplanung angemessen war und umgesetzt werden konnte.« (DNQP 2019, P6)

Ebenso wie zum Pflegeprozess gehört zum pflegerischen Entlassungsmanagement eine abschließende Evaluation. Das bedeutet zu überprüfen, inwieweit die mit der Entlassungsplanung angestrebten Ziele auch tatsächlich erreicht werden konnten (Ergebnisbewertung). Weil das Entlassungsmanagement darauf abzielt, die Patienten und Angehörigen bei der Bewältigung der poststationären Phase zu unterstützen, muss sich diese Überprüfung natürlich auch und besonders auf die Situation nach dem Krankenhausaufenthalt beziehen.

Patienten und Angehörige, aber auch andere Einrichtungen nehmen es in der Regel sehr positiv auf, wenn sich das Krankenhaus auch nach der Entlassung für seinen Patienten interessiert. Manche Häuser verstehen diesen Arbeitsschritt des Entlassungsmanagements auch als Mittel, die Patienten und Angehörigen als »Kunden« stärker an ihr Haus zu binden oder die Kooperationsbeziehungen zu anderen Einrichtungen und Diensten zu festigen.

Fachlich gesehen dient die Evaluation folgenden Zwecken:

- Zum einen geht es natürlich um die Frage, ob für den jeweiligen Patienten noch Probleme existieren, zu deren Lösung das Krankenhaus beitragen kann. Das Entlassungsmanagement kann zwar nicht die Verantwortung für Entwicklungen übernehmen, die durch andere Organisationen oder Personen maßgeblich gestaltet werden, aber es gibt in vielen Fällen durchaus Möglichkeiten, dem Patienten Hilfe zukommen zu lassen.
- Ein zweiter Aspekt betrifft das bisherige Konzept des Entlassungsmanagements. Wenn im Laufe der Zeit systematisch Informationen darüber gesammelt werden, wie die Situation der Patienten nach der Krankenhausentlassung aussieht, so lässt sich auf dieser Basis beurteilen, an welchen Stellen die Entlassungsvorbereitung optimiert werden kann.
- Und schließlich gibt es noch einen dritten wichtigen Punkt, die Beurteilung von Fragen, die die »Systemebene« betreffen, und hier in erster Linie die Kooperationsbeziehungen zwischen dem Krankenhaus und anderen, krankenhausexternen

Akteuren, beispielsweise den Pflegeeinrichtungen. Einigermaßen regelmäßige Kontakte verbessern die Kooperation nachhaltig. Auch hier kann im Laufe der Zeit festgestellt werden, wo es Kooperationsprobleme gibt und wie die Zusammenarbeit verbessert werden kann.

Der Expertenstandard gibt vor, dass innerhalb von 48-72 Stunden nach der Entlassung Kontakt mit dem Patienten und seinen Angehörigen (oder einer weiterversorgenden Einrichtung) aufgenommen werden soll. Diese Fristsetzung verdeutlicht bereits, worum es im Kern gehen soll: Um die Identifizierung und Behebung *akuter* Probleme, die unmittelbar nach der Entlassung auftreten. Bei Patienten, die auf eine Weiterversorgung durch Dienste angewiesen sind, wird innerhalb von 48 Stunden nach der Entlassung im Regelfall erkennbar sein, ob die Versorgung sichergestellt ist. Auch das Fehlen von dringend benötigten Hilfsmitteln dürfte innerhalb dieser Zeitspanne feststellbar sein. Ebenso werden die Angehörigen beurteilen können, ob sie mit der Situation zurechtkommen. Aus diesen Gründen ist es empfehlenswert, nicht gleich am Tag der Entlassung Kontakt aufzunehmen, sondern am ersten oder am zweiten Tag danach. Man muss etwaigen Problemen Zeit geben, sich zu zeigen.

Natürlich ist mit dem kurzfristigen »Nachfassen« nicht gewährleistet, dass die Versorgungssituation auch in der Folgezeit dem Bedarf des Patienten entspricht. Mit Ausnahme der Konzepte der Übergangsversorgung, bei denen die Mitarbeiter des Krankenhauses den Patienten (und ggf. seine Angehörigen) in der Häuslichkeit unterstützen, sind die weiteren Prozesse vom Krankenhaus aus nur sehr begrenzt zu beeinflussen. Viele wissenschaftliche Untersuchungen (Übersicht bei Wingenfeld 2005; DNQP 2009; DNQP 2019) zeigen allerdings, dass nicht nur die ersten beiden Tage, sondern die ersten zwei bis drei Wochen (bei schwer kranken Patienten auch einige Wochen mehr) die kritische Phase darstellen, in der vermehrt Komplikationen auftreten. Für die Begleitung von Patienten mit fortgesetztem Unterstützungsbedarf werden dann in der Regel andere Akteure die Verantwortung übernommen haben. Natürlich kann das Krankenhaus auch zu einem späteren Zeitpunkt Kontakt zum Patienten, seinen Angehörigen oder anderen Einrichtungen aufnehmen, wenn dies vereinbart wurde.

Die *Inhalte und Fragen*, die bei der abschließenden Überprüfung geklärt werden sollten, hängen im Einzelnen sehr stark von der individuellen Entlassungsplanung ab. Geht es beispielsweise schwerpunktmäßig darum, dass ein ambulanter Pflegedienst direkt nach dem Krankenhaus die weitere pflegerische Versorgung gewährleistet, so wird die Frage im Mittelpunkt stehen, ob dieser Dienst tatsächlich zur Stelle ist. Bei Heimbewohnern, die aus der Pflegeeinrichtung in das Krankenhaus und wieder zurück verlegt werden, kann die Frage im Vordergrund stehen, ob das Heim alle Informationen zur Versorgung im Krankenhaus und zur gesundheitlichen Situation des Patienten hat, die es für die weitere Versorgung benötigt. Bei Patienten schließlich, bei denen die Angehörigen die weitere pflegerische Versorgung übernehmen und keine weiteren Dienste (außer vielleicht dem Hausarzt) beteiligt sind, stehen ganz andere Inhalte im Vordergrund. Mögliche Fragen lauten dann: Sind alle Hilfsmittel verfügbar? Sind die geplanten Arztbesuche gesichert bzw. haben sie schon stattgefunden? Kommen die Angehörigen mit der häuslichen Pflege zurecht oder brauchen sie nicht doch professionelle Unterstützung? Haben Patienten oder

Angehörige noch weitergehenden Beratungsbedarf, der während des Krankenhausaufenthalts noch nicht erkennbar war? An wen können sie sich mit ihrem aktuellen Unterstützungsbedarf (oder Beratungsbedarf) wenden?

Ansprechpartner sind, je nach Versorgungskonstellation und je nach Verfassung des Patienten, unterschiedliche Personen. In erster Linie sollte natürlich angestrebt werden, mit dem Patienten selbst zu sprechen. Ist er jedoch aufgrund seiner Erkrankung oder der Folgen des Krankenhausaufenthalts nicht in der Lage, über seine aktuelle Situation und etwaige ungedeckte Bedarfslagen Auskunft zu geben, so wären die Angehörigen die primären Ansprechpartner. Inwieweit (zusätzlich) Mitarbeiter von Einrichtungen einbezogen werden sollten, ist im Einzelfall abzuwägen. Geht es lediglich um die Sicherstellung der Weiterversorgung durch einen ambulanten Pflegedienst, ohne dass komplexe pflegerische Fragen zu klären sind, so genügt es vermutlich, mit dem Patienten oder seinen Angehörigen zu sprechen. Der Pflegedienst hat ja einen Überleitungsbogen erhalten und ist informiert; hat er Fragen, die über die Inhalte des Überleitungsbogens hinausgehen, kann er von sich aus mit dem Krankenhaus Kontakt aufnehmen. Im Falle eines *komplexen* Versorgungsbedarfs oder bei Unklarheit, ob der Patient und die Angehörigen nicht möglicherweise mit der Situation überfordert sind, empfiehlt es sich auf jeden Fall, mit beiden Seiten zu sprechen, d. h. mit dem Patienten/Angehörigen ebenso wie mit einem Vertreter des jeweiligen Dienstes.

Die Festlegung, wer nach der Krankenhausentlassung kontaktiert wird und wann dies geschehen soll, sollte Bestandteil der individuellen Entlassungsplanung sein. Noch während des Krankenhausaufenthalts sollte also mit Patienten, Angehörigen und ggf. Mitarbeitern anderer Einrichtungen und Dienste abgestimmt werden, wie die Kontaktaufnahme erfolgt. Das stiftet eine allgemeine Sicherheit für den Patienten und die Angehörigen, liegt aber auch sehr im Interesse der für das Entlassungsmanagement zuständigen Mitarbeiter. Denn klare Vereinbarungen ersparen viel Zeitaufwand, der anfällt, wenn unklar ist, wer wie wann erreicht werden kann.

Welche *Form der Kontaktaufnahme* soll gewählt werden? In aller Regel wird es sich um einen telefonischen Kontakt handeln. Hausbesuche bei jedem Patienten wären selbst bei einer sehr guten Personalausstattung illusorisch. Sie sind in den meisten Fällen auch gar nicht erforderlich. Ob *akuter* Handlungsbedarf besteht, lässt sich telefonisch ausreichend erfassen.

In der Kommentierung des Expertenstandards findet sich der Hinweis, dass ggf. auch eine schriftliche Rückmeldung denkbar ist. Dort, wo eine kontinuierliche Kooperation mit Einrichtungen wie ambulanten Pflegediensten oder Altenheimen besteht, ist ein schriftliches Rückmeldeverfahren sicherlich eine Möglichkeit. Da erfahrungsgemäß jedoch jede Art der schriftlichen Kommunikation, die nicht unbedingt erforderlich ist, als unbequeme Zusatzbelastung empfunden wird, muss im Alltag sorgfältig geprüft werden, ob dieses Verfahren funktioniert. Allzu leicht geschieht es, dass ein Rückmeldebogen lediglich nebenbei und pro forma ausgefüllt wird, was keinem der Beteiligten Nutzen bringt.

Die telefonische Kontaktaufnahme kann insofern als die Methode der Wahl bezeichnet werden. In anderen Ländern verbindet das Entlassungsmanagement diese Kontaktaufnahme mit einer weitergehenden Beratung der Patienten. So wird in der Literatur beispielsweise über Angebote berichtet, bei denen chirurgisch behandelte

Patienten nach der Krankenhausentlassung die Möglichkeit haben, zu allen Themen, die im Zusammenhang mit ihrer Behandlung und dem Krankenhausaufenthalt stehen, telefonisch nachzufragen. Solche Informationsangebote werden in den Vereinigten Staaten offenbar intensiv genutzt.

Bei der Festlegung der *Zuständigkeit* für die Evaluation gilt der Grundsatz, dass nach Möglichkeit diejenige Fachkraft den Kontakt aufnimmt, die den Patienten begleitet hat. Bei zentralen Formen des Entlassungsmanagements kann diese Aufgabe theoretisch aber auch an andere Mitarbeiter delegiert werden, beispielsweise an Bezugspflegende der Krankenhausstationen. Hierbei muss allerdings sichergestellt sein, dass die jeweilige Bezugspflegende auch tatsächlich über alle Informationen verfügt, die sie für ein Gespräch mit dem Patienten oder der nachsorgenden Einrichtung benötigt. Sie muss also wissen, welche Maßnahmen geplant waren und welche zentralen Probleme und Bewältigungsanforderungen auf den Patienten zukommen. Nur auf dieser Grundlage lassen sich ein Gespräch führen und eine Beurteilung vornehmen. Anders gesagt: Soll im Rahmen von zentralisierten Formen des Entlassungsmanagements eine Delegation der Evaluation erfolgen, so setzt dies von vornherein eine intensive Einbeziehung der Bezugspflegenden auf den Stationen voraus.

Bei der Klärung der Aufgabenteilung sollte daher sehr genau geprüft werden, ob diese Delegation angesichts der Arbeitsbelastungen der Stationspflege realistisch ist. Man sollte auch bedenken, dass durch die Delegation möglicherweise neue Kommunikationserfordernisse entstehen. Stellt sich beispielsweise heraus, dass noch Handlungsbedarf besteht und dass das Krankenhaus auf diesen Handlungsbedarf reagieren kann oder muss, so würde eine Information der Bezugspflegenden an das zentrale Entlassungsmanagement erforderlich. Von hier aus können dann weitere Maßnahmen eingeleitet werden.

Diese Kommunikationswege – Übermittlung der Problem- und Bedarfseinschätzung, der Maßnahmenplanung und der Zielsetzung, der Verabredungen mit Patienten und anderen Einrichtungen etc. an die Stationen und im Bedarfsfall dann die Übermittlung des Ergebnisses der Überprüfung zurück an das zentrale Entlassungsmanagement – sind wesentlich komplizierter als ein Verfahren, in dem die zuständige spezialisierte Pflegefachkraft die Überprüfung selbst vornimmt. Im Interesse einer rationellen Bearbeitung ist eine Delegation dieses Arbeitsschritts – anders als beim initialen Assessment und der Patientenanleitung – bei ansonsten zentral organisierten Formen des Entlassungsmanagements eher nicht empfehlenswert.

Wie schon angemerkt, sind die Möglichkeiten der Unterstützung durch das Krankenhaus in der poststationären Phase begrenzt. Im Mittelpunkt der *Maßnahmen, mit denen auf Problemsituationen reagiert wird*, steht daher die Information bzw. Kommunikation. Hat der Patient Schwierigkeiten bei der Klärung der Frage, welche Versicherungsleistungen ihm zustehen, so wäre der Verweis an eine entsprechende Beratungsstelle wichtig. Auch bei anderen Fragen der Patienten und Angehörigen sollte das Entlassungsmanagement in der Lage sein, auf Stellen zu verweisen, die bei einem spezifischen Bedarf weiterhelfen können. Das Spektrum des Beratungsbedarfs kann sehr reichhaltig sein. Es erstreckt sich über formale Fragen zu Leistungsansprüchen, Themen der direkten Pflege (z. B. Wundversorgung) bis hin zu Entlastungsmöglichkeiten für Angehörige oder Fragen über den Zugang zur palliativen Versorgung.

Über diese Art von Information hinaus ist es zum Teil erforderlich, Kontakt zu Dritten aufzunehmen. Wird beispielsweise festgestellt, dass der Patient in eine Krisensituation geraten ist und keine anderen Hilfen bereitstehen, wird sich das Entlassungsmanagement darum bemühen, Personen oder Dienste zu erreichen, die weiterhelfen können (z. B. Hausarzt, Angehörige, Pflegedienst). Inwieweit das Krankenhaus für die Patienten und Angehörigen auch nach der Entlassung koordinierend tätig wird, muss jedes Haus selbst entscheiden. In manchen Fällen gehört es zum Entlassungsmanagement dazu. Wird beispielsweise festgestellt, dass die Hilfsmittel noch immer nicht geliefert sind, so kann das Entlassungsmanagement auch für den Patienten bei der betreffenden Stelle nachfragen. Ähnliches gilt für die Bewilligung von Leistungen, für die das Antragsverfahren während des Krankenhausaufenthalts begonnen wurde. Aber wie gesagt: Jedes Haus muss für sich entscheiden, wie eng oder wie weit sein Auftrag im Bereich des Entlassungsmanagements definiert werden soll.

In der Diskussion um die Einführung des Expertenstandards war ursprünglich die Frage, wie weit die Zuständigkeit des Krankenhauses nach der Entlassung reicht, ein wichtiger Diskussionspunkt. Skepsis wurde u. a. dahingehend geäußert, dass der Aufwand viel zu hoch sei und man das Krankenhaus auch nicht verantwortlich dafür machen könne, was nach der Entlassung geschieht. Bei genauerem Hinsehen relativieren sich allerdings beide Argumente. Viele Stellen für Pflegeüberleitung haben schon vor der Entwicklung des Expertenstandards die Kontaktaufnahme mit den Patienten und Angehörigen zum Routineprogramm gemacht. Der Aufwand hält sich außerdem in Grenzen, wenn die Kontaktaufnahme routinemäßig eingeplant wird und die entsprechenden Abstimmungen noch während des Krankenhausaufenthalts erfolgen. Schließlich muss festgehalten werden, dass die Frage, inwieweit Patienten und Angehörige nach der Entlassung noch einen ungedeckten Bedarf haben, das Krankenhaus in mancher Hinsicht sehr wohl betrifft: Wenn während des Krankenhausaufenthalts eine dem individuellen Bedarf entsprechende Information und Beratung erfolgte, so gibt es nach der Entlassung nicht mehr viele Fragen, die von Patienten und Angehörigen bei der Evaluation vorgebracht werden.

Vor diesem Hintergrund hat die Aktualisierung des Standards im Jahr 2019 noch einmal hervorgehoben, dass die Entwicklungen nach der Krankenhausentlassung durchaus in Form eines »Follow-up« intensiv beobachtet werden sollten.

Durch konzeptionelle Klarheit und eine gute Vorbereitung in der Praxis kann der Aufwand begrenzt werden, ohne dass dies zu Lasten der Qualität der Unterstützung geht. Hierzu einige Beispiele:

- Bei der individuellen Maßnahmenplanung wird festgelegt, welche Fragen bei der Kontaktaufnahme nach der Entlassung überprüft werden sollen.
- Während des Krankenhausaufenthalts wird abgestimmt, wer zu welchem Zeitpunkt kontaktiert wird (es empfiehlt sich, den Patienten und Angehörigen einen kleinen Merkzettel mitzugeben, auf dem notiert ist, wann der Anruf voraussichtlich erfolgt).
- Sicherstellung einer ausreichenden Schweigepflichtentbindung: Es sollte möglich sein, dass bei einer Kontaktaufnahme zu anderen Diensten bei Bedarf auch Informationen über die Pflege und die gesundheitliche Situation des Patienten

weitergegeben werden dürfen (dies wird im Regelfall schon im Zusammenhang mit dem Überleitungsbogen geregelt sein).

- Festlegung der Mindestinhalte: Hilfreich ist eine Checkliste, auf der die wichtigsten Punkte vermerkt sind, die routinemäßig bei jeder Überprüfung nach der Krankenhausentlassung angesprochen werden sollen.
- Für den Fall, dass nach der Entlassung Handlungsbedarf aufgedeckt wird, ist der Handlungsspielraum der Mitarbeiter des Entlassungsmanagements klar definiert. Das bedeutet, dass die zuständigen Mitarbeiter genau wissen, welche Unterstützung sie im Bedarfsfall leisten können und welche nicht.

Die abschließende Überprüfung der Ergebnisse des Entlassungsmanagements sollte nicht nur eine Pflichtübung sein. Bei den betreffenden Patienten handelt es sich – dies sei noch einmal hervorgehoben – um Risikopatienten, also um Patienten, bei denen eine erhöhte Wahrscheinlichkeit des Auftretens von Komplikationen nach der Krankenhausentlassung besteht. Diese Komplikationen können sehr weitreichende Folgen haben – einen schwerwiegenden gesundheitlichen Einbruch, eine erneute Einweisung in das Krankenhaus oder auch andere intensive Versorgungsleistungen. Deshalb, aber auch um ein möglichst rationelles Arbeiten sicherzustellen, sollte es ein definiertes Verfahren geben, mit dem die Überprüfung professionell erfolgen kann.

3 Organisationsformen des pflegerischen Entlassungsmanagements

Entlassungsmanagement kann in verschiedenen Organisationsformen durchgeführt werden. Die im Jahr 2009 aktualisierte Fassung des nationalen Expertenstandards wies darauf hin, »dass Organisationsformen, bei denen besondere, spezialisierte Stellen für das pflegerische Entlassungsmanagement verantwortlich sind, anderen Formen des Entlassungsmanagements überlegen sind« (DNQP 2009: 35). Forschungsergebnisse haben dies mehrfach aufgezeigt.[6] Dennoch schreibt der Standard, auch in seiner aktuellen Version, kein bestimmtes Organisationskonzept vor. Denjenigen Krankenhäusern, die sich auf dezentrale Formen des Entlassungsmanagements festgelegt und damit gute Erfahrungen gemacht haben, soll die Möglichkeit bleiben, das bewährte Vorgehen beizubehalten. Solche Kliniken sind allerdings selten, in der Literatur wird kaum über entsprechende Organisationsansätze berichtet.

Nicht nur aufgrund der vorliegenden Forschungsergebnisse, sondern auch wegen der angespannten Arbeitssituation auf den Stationen ist es derzeit für die meisten Krankenhäuser nicht empfehlenswert, das Entlassungsmanagement in die Verantwortung der Bezugspflegenden auf den Stationen zu legen. Nur wenn sichergestellt ist, dass diesen Mitarbeitern genügend zeitliche Spielräume für das Entlassungsmanagement bleiben, sollten solche Lösungen in Betracht gezogen werden. Ist aber absehbar, dass neben den Routineaufgaben der Stationspflege kaum Zeit zur Verfügung steht, sollten unbedingt andere Lösungen gesucht werden. Ansonsten kommt es zu einem notdürftigen Entlassungsmanagement auf niedrigem Niveau, was weder im Interesse der Krankenhäuser und ihrer Mitarbeiter noch im Interesse der Patienten und Angehörigen sein kann.

3.1 Stellen für Pflegeüberleitung

Die in Deutschland am weitesten verbreitete Form des pflegerischen Entlassungsmanagements sind die Stellen für Pflegeüberleitung. Die ersten Stellen dieser Art, die noch nicht mit diesem Begriff bezeichnet wurden, entstanden Ende der 1980er und

---

6 In der zweiten Aktualisierung des Standards (DNQP 2019) sind diese Hinweise auf Organisationsansätze größtenteils nur noch indirekt enthalten. Generell muss leider festgestellt werden, dass diese Version des Standards in organisatorischen Fragen weniger präzise Handlungsorientierungen anbietet.

Anfang der 1990er Jahre. Große Bekanntheit hat das ursprünglich von Marly Joosten entwickelte Konzept erlangt, das Anfang der 1990er Jahre am Gemeinschaftskrankenhaus Herdecke entstand und bis heute stetig weiterentwickelt wurde (vgl. Joosten 1997).

Schon vor der Entwicklung des nationalen Expertenstandards zum pflegerischen Entlassungsmanagement wurden in immer mehr Krankenhäusern Stellen für Pflegeüberleitung eingerichtet. Genaue Zahlen zum Verbreitungsgrad gibt es allerdings nicht. Nordrhein-Westfalen gehört zu den Bundesländern, in denen die Entwicklung der Pflegeüberleitung am weitesten vorangeschritten ist.

Die Verbreitung des Konzepts lässt sich aber auch deshalb schwer abschätzen, weil der Begriff »Pflegeüberleitung« nicht geschützt ist und für unterschiedlichste Angebote verwendet wird. Manche Krankenhäuser sprechen schon dann von Pflegeüberleitung, wenn die Mitarbeiter auf den Stationen einen Überleitungsbogen ausfüllen und an die nachsorgenden Institutionen versenden. In einigen Krankenhäusern trifft man Krankenhaussozialdienste, die die Pflegeüberleitung als sozialarbeiterische Leistung verstehen und als Teil ihrer Arbeit darstellen. Vereinzelt findet man den Begriff auch in der Selbstdarstellung von ambulanten Pflegediensten oder stationären Pflegeeinrichtungen, die damit ihr Engagement bei Übergängen des Patienten bzw. Bewohners zwischen den Versorgungsformen beschreiben. Dazu gehören beispielsweise gemeinsame Übergabegespräche mit Krankenhausmitarbeitern, aber auch – insbesondere im Bereich der stationären Pflegeeinrichtungen – die Überleitung des Heimbewohners in das Krankenhaus.

Die ursprüngliche Bedeutung des Begriffs Pflegeüberleitung bezieht sich jedoch auf eine bestimmte Form des pflegerischen Entlassungsmanagements im Krankenhaus. Die Notwendigkeit, neben den schon viel länger existierenden Krankenhaussozialdiensten gesonderte Stellen für Pflegeüberleitung einzurichten, wurde und wird bis heute damit begründet, dass die traditionellen Formen der Entlassungsvorbereitung durch die Sozialdienste die pflegerischen Problemlagen oftmals zu wenig berücksichtigen. Insbesondere bei schwerkranken Patienten würden die Qualifikationen der Sozialarbeiter und Sozialpädagogen, die in aller Regel das Personal der Krankenhaussozialdienste stellen, nicht ausreichen, um die besonderen pflegerischen Anforderungen zu bewältigen. Das betrifft u. a. die Einschätzung des Bedarfs an Pflege, die Weitergabe pflegerelevanter Information an die nachsorgenden Einrichtungen, die Anleitung und Beratung von Angehörigen in Fragen der häuslichen Pflege, das Besorgen von bedarfsgerechten Pflegehilfsmitteln und anderes mehr.

Die meisten Stellen für Pflegeüberleitung verstehen sich allerdings als Ergänzung des Krankenhaussozialdienstes, nicht als dessen Ersatz. Häufig findet man in den Krankenhäusern eine Arbeitsteilung zwischen beiden Stellen, in der die Pflegeüberleitung schwerpunktmäßig für den Übergang in die häusliche Versorgung zuständig ist. Der Sozialdienst übernimmt dann in erster Linie die Entlassungsvorbereitungen beim Übergang in eine Rehabilitations- oder in eine stationäre Pflegeeinrichtung. Die Pflegeüberleitung wird bei einer solchen Arbeitsteilung also vor allem dort tätig, wo eine pflegerische Begleitung nach dem Krankenhausaufenthalt nicht sofort gewährleistet ist oder erst noch etabliert werden muss (z. B. in Form der Versorgung durch einen ambulanten Pflegedienst oder durch Anleitung und Beratung der Angehörigen, die die Pflege erstmals übernehmen). Im Idealfall unterstützen sich beide Stellen gegenseitig bei der Entlassungsvorbereitung, beispielsweise indem die Pflege beim Übergang in ein Heim die Information über pflegerische Besonderheiten übernimmt. Vereinzelt findet man auch Krankenhaussozialdienste, deren Mitarbeiter sowohl eine pflegerische Fachqualifikation als auch eine sozialpädagogische Ausbildung mitbringen.

Das charakteristische organisatorische Merkmal der Stellen für Pflegeüberleitung besteht darin, dass es sich um gesonderte, selbständig arbeitende Stellen handelt. Sie verfügen über eigene Räumlichkeiten und eigenes Personal, das in aller Regel ausschließlich für die Aufgabe der Pflegeüberleitung (und nicht für andere Arbeiten) zuständig ist. Die Aufgabenbeschreibungen, die man in den verschiedenen Krankenhäusern vorfindet, weisen große Ähnlichkeit auf. Oft werden darin folgende Aufgaben benannt:

- Information und Beratung der Patienten und Angehörigen zu Versorgungsmöglichkeiten nach dem Krankenhausaufenthalt, zu Leistungsansprüchen (Pflegeversicherung, Krankenversicherung usw.) und anderen Fragen, die die poststationäre Versorgung betreffen,
- Unterstützung bei der Kontaktaufnahme zu Versorgungseinrichtungen (ambulante Pflegedienste, Hospizdienste, Therapeuten etc.) und bei der Erschließung anderer Versorgungsleistungen (insbesondere Hilfsmittelversorgung),
- Koordinationsaufgaben, z. B. Abstimmung mit Kranken-/Pflegekassen und Medizinischen Diensten der Krankenversicherung oder Vorbereitung/Koordination von direkten Übergaben im Krankenhaus,
- Informationsübermittlung, vor allem Erstellung eines Überleitungsbogens für weiterversorgende Pflegeeinrichtungen und Information des Hausarztes,
- Netzwerkpflege zur Festigung der krankenhausinternen Zusammenarbeit und der Kooperation mit anderen Versorgungseinrichtungen.

Neben diesen und anderen Gemeinsamkeiten gibt es aber auch viele Unterschiede zwischen den Stellen für Pflegeüberleitung. Sie weisen beispielsweise eine unterschiedliche Personalausstattung auf. Abgesehen von großen Kliniken kommt es selten vor, dass mehr als eine bis anderthalb Vollzeitstellen verfügbar sind. In größeren Häusern sind mitunter zwei bis drei Stellen vorhanden.

Auch der Zuständigkeitsbereich weist je nach Krankenhaus Unterschiede auf. Manche Stellen sind für das gesamte Krankenhaus zuständig, es gibt jedoch auch Fälle, in denen die Arbeit der Pflegeüberleitung auf bestimmte Fachabteilungen beschränkt ist. Hinzu kommt die bereits angesprochene Arbeitsteilung mit den Krankenhaussozialdiensten.

Deutliche Unterschiede zeigen sich in der Ablauforganisation, u. a. bei der Frage, wie die Patienten identifiziert werden, die einen Überleitungsbedarf aufweisen. Man kann vor allem drei Varianten unterscheiden:

1. Integration der Pflegeüberleitung in Besprechungen des Stationspersonals (regelmäßige Teambesprechungen, Übergaben etc.): In solchen Fällen ist die Pflegeüberleitung sehr stark auf den Stationen präsent und erkundigt sich täglich

beim Pflegepersonal oder auch den Ärzten der Stationen danach, ob Patienten aufgenommen wurden, die möglicherweise einen Überleitungsbedarf aufweisen. Die Frage, ob Patienten Unterstützung beim Übergang benötigen, wird dann oftmals im direkten Gespräch mit den Mitarbeitern auf den Stationen abgeklärt. Im zweiten Schritt erfolgt die Kontaktaufnahme zum Patienten und ggf. zu seinen Angehörigen.

2. Morgendliche Rundgänge auf den Stationen: Manche Stellen für Pflegeüberleitung absolvieren täglich oder fast täglich Rundgänge über die Krankenhausstationen, um auf diese Art über Gespräche mit den Mitarbeitern der Stationen auf Patienten mit einem Bedarf aufmerksam zu werden. Diese stetige Präsenz hat, ebenso wie die oben angesprochene Variante der Einbeziehung in Teambesprechungen, auch den Vorteil, dass das Bewusstsein für die Pflegeüberleitung wach gehalten wird. Beide Formen sind allerdings sehr aufwändig.

3. Die dritte Variante ähnelt den Lösungen, die man bei den meisten Krankenhaussozialdiensten findet: Die Mitarbeiter der Pflegeüberleitung sind nicht auf den Stationen präsent, sondern werden bei Bedarf durch die Stationsmitarbeiter informiert. Entscheidend ist bei solchen Modellen, dass die Pflegekräfte oder Ärzte auf den Stationen von sich aus prüfen, ob ein Überleitungsbedarf vorliegt, um dann rechtzeitig die Pflegeüberleitung zu informieren. Diese Variante dürfte in den deutschen Krankenhäusern am weitesten verbreitet sein. Der Vorteil liegt darin, dass der Aufwand für die personell meist eher schwach besetzten Stellen für Pflegeüberleitung gering bleibt. Allerdings zeigt die Erfahrung, dass die Meldung des Patienten nicht gerade selten in der Hektik des Stationsbetriebs zunächst vergessen wird und dann recht spät erfolgt.

Existiert eine solche Stelle für Pflegeüberleitung, so bedeutet das nicht, dass die Pflegekräfte auf den Stationen keine Aufgaben des Entlassungsmanagements übernehmen. Insbesondere dann, wenn der Patient Anleitung benötigt (beispielsweise im Umgang mit Hilfsmitteln, beim Verbandswechsel, bei künstlicher Harnableitung) wird diese Aufgabe häufig von den Pflegekräften auf den Stationen übernommen. Die Anleitung als Bestandteil der Entlassungsvorbereitung wird also keineswegs ausschließlich von den Mitarbeitern für Pflegeüberleitung durchgeführt. Teilweise sind hierfür auch spezielle Kenntnisse erforderlich, über die nur die Mitarbeiter der betreffenden Fachabteilung verfügen. Abgesehen davon steht den Mitarbeitern der Pflegeüberleitung meist zu wenig Zeit zur Verfügung, um die Anleitung oder Beratung des Patienten und der Angehörigen im Umgang mit pflegerischen Anforderungen grundsätzlich selbst durchzuführen.

Mit der Pflegeüberleitung wurden bislang überwiegend gute Erfahrungen gemacht. Forschungsergebnisse dokumentieren sehr positive Rückmeldungen von Patienten und Angehörigen (Wingenfeld et al. 2007). Die Praxis zeigt aber auch, dass sich die Stellen für Pflegeüberleitung zum Teil noch immer intensiv darum bemühen müssen, das Bewusstsein für das Thema »Entlassungsvorbereitung« unter den Kollegen im Krankenhaus wach und die einmal etablierten Kooperationsformen und Prozessabläufe aufrechtzuerhalten.

3.2 Überleitung durch Pflegekräfte im Stationsdienst

Theoretisch wäre es ideal, wenn das pflegerische Entlassungsmanagement durch die Bezugspflegenden der Krankenhausstationen übernommen würde. Das Entlassungsmanagement stellt in einer solchen Konstellation eine zusätzliche Aufgabe des Stationspersonals dar, wodurch sich manche Kommunikationswege erübrigen und sich das Risiko von Informationsverlusten vermeiden ließe. Ein weiterer Vorteil dieser Lösung besteht darin, dass die Bezugspflegenden die Probleme und Bedarfslagen des Patienten und auch der Angehörigen am besten kennen. Sie stehen außerdem täglich in Kontakt mit den behandelnden Ärzten.

Diese Vorteile bleiben allerdings meistens theoretisch. Der Krankenhausalltag lässt für solche Lösungen wenig Raum. Über die letzten Jahrzehnte hat ein erheblicher Personalabbau im Pflegedienst der Krankenhäuser stattgefunden, wobei sich gleichzeitig die Liegezeit verkürzt und die Anzahl der Patienten erhöht hat. Daraus resultiert eine stark erhöhte Arbeitsbelastung. In der Mehrzahl der Krankenhausstationen ist die Arbeitssituation so stark angespannt, dass die Pflegenden mit der Verantwortung für die zum Teil sehr aufwändigen Maßnahmen des Entlassungsmanagements überfordert wären.

Charakteristisch ist nicht nur, dass generell Zeit für solche Aufgaben fehlt, sondern auch die notwendige zeitliche Flexibilität. Die Patienten auf den Stationen können nicht warten, d. h. es entsteht häufig eine Situation, in der die unmittelbaren pflegerischen Aufgaben in der direkten Pflege im Vordergrund stehen. Aufgaben des Entlassungsmanagements müssen dann im Zweifelsfall zurückstehen, also auf einen späteren Zeitpunkt verschoben werden. Wenn es sich um Kommunikationsaufgaben handelt, kann das jedoch leicht zu erheblichen organisatorischen Problemen führen. Gespräche mit Kranken- und Pflegekassen, mit den Medizinischen Diensten der Krankenkassen oder mit Einrichtungen, die später die Versorgung mit übernehmen sollen, können nicht beliebig in einen anderen Tagesabschnitt verlegt werden, zu dem man die Kooperationspartner womöglich gar nicht mehr erreicht. Aufgrund der angespannten Arbeitssituation des Stationsdienstes besteht also bei der Übernahme des Entlassungsmanagements durch Bezugspflegende das Risiko der Überforderung, zumindest in bestimmten Arbeitsphasen, in denen die Aufgaben des Entlassungsmanagements dann nur noch rudimentär wahrgenommen werden.

Ein zweites Problem betrifft die Qualifikation. Um das pflegerische Entlassungsmanagement kompetent durchführen zu können, benötigen Pflegekräfte u. a. spezielles Wissen über das Sozialversicherungssystem, über Zuständigkeiten und Verfahrensweisen von Kooperationspartnern, wie Kostenträgern, ambulanten Diensten oder anderen Akteuren, Kenntnis der Rahmenbedingungen, unter denen beispielsweise ambulante Pflegedienste tätig werden, nicht zuletzt auch Wissen über die regionalen Beratungs- und Versorgungsangebote. Inwieweit haben Patienten Anspruch auf Leistungen der Eingliederungshilfe? Welche Einrichtungen in der Region leisten eine spezialisierte Palliativversorgung? Welche Hilfen bekommen Eltern in einem sozialpädiatrischen Zentrum? Gibt es Kurse für Angehörige demenziell Erkrankter? Es ist nicht realistisch, alle Bezugspflegenden auf den Stationen so zu qualifizieren, dass sie ausreichend auf die Aufgaben des Entlassungsmanagements vorbereitet sind und zu all diesen Fragen über aktuelles Wissen verfügen.

Krankenhäuser, die ein professionelles Entlassungsmanagement in Zuständigkeit der Bezugspflegenden auf den Stationen etablieren wollen, sollten daher sehr genau die Möglichkeiten und Grenzen in den betreffenden Fachabteilungen prüfen. Diese Prüfung sollte auch und besonders die Frage nach den zeitlichen Ressourcen für das Entlassungsmanagement und nach den Qualifikationen der Mitarbeiter bzw. nach Qualifizierungsmöglichkeiten einschließen.

Eine interessante, aber sehr selten anzutreffende Lösung besteht in einer Mischform aus Pflegeüberleitung und Entlassungsmanagement durch Stationsmitarbeiter. In diesen Mischformen werden ein oder zwei Mitarbeiter der Stationen bestimmt, die für alle Patienten des betreffenden Arbeitsbereichs das pflegerische Entlassungsmanagement übernehmen. So ist einerseits die Nähe zu den Pflegenden auf den Stationen gewährleistet, andererseits eine gewisse Voraussetzung geschaffen, dass auch tatsächlich Zeit für die Aufgaben des Entlassungsmanagements bleibt. Erfahrungen mit solchen Konzepten fehlen weitgehend. In Ansätzen wurden sie in speziellen Versorgungsbereichen, wie der Pädiatrie oder der Geriatrie, umgesetzt.

3.3 Case Management-Konzepte

Case Management ist die Bezeichnung für ein professionelles, zielorientiertes Unterstützungs- und Versorgungsmanagement, das in manchen Ländern eine lange Tradition hat und inzwischen auch in Deutschland zunehmend Verbreitung findet (Ewers/Schaeffer 2005). Der Begriff bringt zum Ausdruck, dass sich die Unterstützung nicht allein auf eine Person bezieht, sondern auf die gesamte Lebenssituation (»Fall«) des jeweiligen Klienten.

Case Management im Gesundheitswesen zielt darauf ab, die ausgeprägte Spezialisierung und Zersplitterung des Leistungsangebots zu kompensieren und eine bedarfsgerechte, planvolle Versorgung sicherzustellen. Es existiert allerdings kein einheitliches Verständnis von Case Management. Es gibt stark voneinander abweichende Ansätze, und ähnlich wie bei anderen wohlklingenden Methoden gilt auch hier, dass der Begriff Case Management inzwischen inflationär gebraucht und auch für Aufgabenbereiche genutzt wird, die nichts mit der Idee des Case Managements zu tun haben. Das gilt besonders für zahlreiche Beratungsangebote.

Trotz großer Unterschiede in der organisatorischen Anbindung, der Zielgruppe und dem jeweiligen Handlungsfeld lassen sich drei Kernfunktionen des Case Managements benennen.

1. Hierzu gehört zunächst einmal die *anwaltschaftliche Funktion*. Case Management soll Personen unterstützen, die aus bestimmten Gründen (wie z. B. Krankheit, Behinderung) nicht in der Lage sind, ihre Interessen wahrzunehmen und ihre Angelegenheiten selbständig zu regeln. Dabei ist es ein ausdrückliches Ziel, Hilfe

zur Selbsthilfe zu leisten und dauerhafte Abhängigkeit zu vermeiden. Zugleich kommt der anwaltschaftlichen Funktion eine sozialpolitische Dimension zu: Case Management soll dazu beitragen, Defizite im Versorgungssystem transparent zu machen und damit für die jeweils verantwortlichen Stellen bessere Voraussetzungen für die Sicherstellung einer bedarfsgerechten Versorgung zu schaffen.

2. In der *Vermittlungsfunktion* versteht sich der Case Manager u. a. als Vermittler zwischen dem Klienten und den Anbietern von Versorgungsleistungen. In den schwer überschaubaren Strukturen des Gesundheits- und Sozialwesens will Case Management den Zugang zu geeigneter Unterstützung erleichtern. Dazu wird ein individuelles, bedarfsgerechtes »Versorgungspaket« für den Klienten zusammengestellt. Wesentliche Voraussetzungen hierfür sind sowohl gute Kenntnisse des Leistungsangebots als auch die Neutralität des Case Managers gegenüber einzelnen Leistungsanbietern.

3. Das dritte Charakteristikum von Case Management ist die sogenannte Gate-Keeper-Funktion (»Tür-Wächter«). Hier ist der Case Manager für die Prüfung der Eignung und Berechtigung eines Klienten für den Zugang zu Versorgungsangeboten zuständig. So soll etwa die Nutzung kostengünstiger Alternativen vom Case Manager angeregt und gefördert werden. Vor allem aber soll vermieden werden, dass der Klient Leistungen erhält, die gar nicht seinem Bedarf entsprechen.

Neben diesen drei Kernfunktionen gibt es ein weiteres wichtiges Merkmal: Das Vorgehen ist an einem Regelkreis aus bestimmten, logisch aufeinander aufbauenden Schritten ausgerichtet, der große Ähnlichkeit mit der Schrittfolge des Entlassungsmanagements hat:

1. *Identifikation*: Dieser erste Schritt betrifft die Auswahl von Klienten, die einer spezifischen Unterstützung bedürfen bzw. in das Case-Management-Programm aufgenommen werden sollen. Der Case Manager überprüft anhand bestimmter vorgegebener Kriterien, ob der Klient einen entsprechenden Bedarf aufweist und die jeweiligen Zugangsvoraussetzungen erfüllt. Im Entlassungsmanagement entspricht dies dem initialen Assessment.

2. *Assessment*: Mit Hilfe verschiedener Instrumente erfolgt eine Befragung des Klienten mit dem Ziel, möglichst umfassende Informationen über Bedürfnisse, Selbstversorgungsdefizite und -ressourcen zu erhalten. Im pflegerischen Entlassungsmanagement wird der Begriff *differenziertes Assessment* verwendet.

3. *Entwicklung des Versorgungsplans*: Der Case Manager erstellt anhand der gesammelten Informationen einen bedarfsorientierten, individuellen Versorgungsplan – im Entlassungsmanagement: den individuellen Entlassungsplan. In beiden Fällen wird der Mitwirkung des Klienten und seines sozialen Umfeldes ein hoher Stellenwert zugeschrieben. In gemeinsamer Absprache sollen realistische, erreichbare und überprüfbare Ziele formuliert und Maßnahmen zu ihrer Erreichung festgelegt und dokumentiert werden.

4. *Implementation/Durchführung des Versorgungsplans*: In dieser Phase erfolgt die Umsetzung der geplanten Maßnahmen. Der Case Manager führt dazu – ganz ähnlich wie im Entlassungsmanagement – ggf. Verhandlungen mit Leistungsanbietern und Kostenträgern, vermittelt Dienste und fungiert als Bindeglied

zwischen Klient und Versorgungssystem. Er übernimmt dabei auch Koordinationsaufgaben.

5. *Monitoring und Re-Assessment*: Case Management umfasst auch die kontinuierliche Überwachung des gesamten Versorgungsablaufs. Hier besteht eine wichtige Aufgabe darin, Veränderungen in der Bedarfslage des Klienten zu erkennen und entsprechend zu reagieren, indem auf der Basis eines aktualisierten Assessments beispielsweise neue Ziele formuliert oder Versorgungspläne geändert werden.

6. *Evaluation und Abschluss*: Mit der Entlassung eines Klienten aus der Betreuung durch den Case Manager erfolgt eine ergebnisorientierte Evaluation des Unterstützungsprozesses. Anhand der Evaluation können sich auch Rückschlüsse für eine Optimierung künftiger Versorgungsplanungen ergeben.

Vor diesem Hintergrund möchte man fast sagen, dass Case Management und Entlassungsmanagement identische Strukturen aufweisen. Beide sind darauf angelegt, eine nachhaltige Unterstützung und Versorgungskontinuität sicherzustellen, beide wirken über die Grenzen von Versorgungsbereichen und -institutionen hinaus. Aus dem vielfältigen Angebot wird für den jeweiligen Klienten ein individuelles Unterstützungspaket geschnürt, das auf dessen Bedürfnisse abgestimmt ist.

Charakteristisch für das Case Management ist der ursprünglichen Idee nach allerdings eine gewisse Stetigkeit und Zeitdauer sowie eine Steuerung bzw. Koordination der auf den jeweiligen Einzelfall bezogenen Hilfen. Der erste Aspekt – Begleitung des Klienten über eine längere Zeitspanne hinweg – trifft auf die Unterstützung durch Mitarbeiter des Akutkrankenhauses in den seltensten Fällen zu, doch hat sich der Begriff *Krankenhaus-Case Management* dennoch in vielen Ländern eingebürgert. Der zweite Aspekt – Steuerungsaufgaben – ist wichtiger, er unterscheidet Entlassungs- und Case Management. Die für das Entlassungsmanagement zuständigen Mitarbeiter tragen bislang meist keine Verantwortung für die Steuerung der Versorgung während des Krankenhausaufenthalts. Erst wenn also Aufgaben der Entlassungsplanung mit der Steuerung der Behandlung oder sonstigen Versorgung im Krankenhaus kombiniert werden, kann man mit Recht davon sprechen, dass das Entlassungsmanagement im Rahmen eines Case Management-Konzepts durchgeführt wird.

Das ist in Deutschland bislang noch selten der Fall. Ähnlich wie es häufig bei der Titulierung von Beratungsangeboten zu beobachten ist, wird für das Entlassungsmanagement oft der Begriff Case Management verwendet (weil es modern klingt), obwohl keinerlei Steuerungsfunktionen wahrgenommen werden. Es gibt jedoch auch den umgekehrten Fall, in dem lediglich Steuerungsaufgaben, aber keine Entlassungsplanung gemeint sind. Diese Form des vermeintlichen Case Managements, dem die typischen Funktionen dieser Methode (z. B. Unterstützung bei der Durchsetzung von Rechten und Interessen oder Vermittlungsfunktionen) fehlen, ist in Ländern mit einem Fallpauschalensystem oft anzutreffen. Tatsächlich handelt es sich meist um ein reines Versorgungsmanagement, ein krankenhausinternes *Care Management*, bei dem Prozesse gesteuert werden, aber typische Arbeitsschritte des Case Managements – etwa individuelle Bedarfseinschätzung und Entwicklung eines individuellen Versorgungsplans – fehlen. Mitunter geht es dann nur noch um Aufnahmesteuerung und Steuerung der Bettenbelegung oder der Nutzung von Operationssälen.

Case Management-Konzepte im Krankenhaus sind in anderen Ländern häufig mit strukturierten Versorgungsprogrammen bzw. Versorgungspfaden (*Critical/Clinical Pathways*) verknüpft. Es gibt sie für verschiedene Patientengruppen und in verschiedensten Bereichen der Versorgung. Versorgungspfade beinhalten eine Planung für alle der im gegebenen Fall erforderlichen Leistungen. Vor allem wenn Patienten einer komplexen Versorgung bedürfen, ist zur Koordination und Überwachung der Durchführung ein Case Manager vorgesehen. Es gibt Versorgungspfade, in denen das Entlassungsmanagement als integraler Bestandteil der Krankenhausversorgung berücksichtigt ist – neben Medikation, verschiedenen medizinischen und therapeutischen Prozeduren, speziellen Pflegemaßnahmen und anderen Leistungselementen. Alles ist in einer zeitlichen Abfolge definiert, sodass auch das Entlassungsmanagement in klaren zeitlichen Strukturen durchgeführt werden kann. So ist der voraussichtliche Entlassungszeitpunkt bereits zu Beginn der Versorgung definiert und der Versorgungsprozess selbst an dem Ziel ausgerichtet, die Entlassung zum vorgesehenen Zeitpunkt auch zu ermöglichen. Dadurch wird der besondere Stellenwert des Entlassungsmanagements für eine erfolgreiche Krankenhausbehandlung stärker sichtbar als in anderen Konzepten.

3.4 Modelle der Übergangsversorgung

Modelle der Übergangsversorgung umfassen neben all den Aufgaben des Entlassungsmanagements, die im Expertenstandard beschrieben werden, eine zeitlich begrenzte Unterstützung des Patienten und der Angehörigen *nach der Krankenhausentlassung* – eine Unterstützung, die durch Mitarbeiter des Krankenhauses – zumeist Pflegekräfte – geleistet wird.

Dieses Modell ist, was in der Natur der Sache liegt, auf Übergänge des Patienten in die häusliche Umgebung begrenzt. Hier übernehmen die Pflegekräfte dann Aufgaben, die bereits für das Entlassungsmanagement im Krankenhaus charakteristisch waren. Dazu gehören vor allem eine fortlaufende Einschätzung der Versorgungssituation und des Gesundheitszustandes, Information, Beratung und Anleitung des Patienten oder der Angehörigen sowie Kommunikationsaufgaben, insbesondere die Koordination und Vermittlung anderer Leistungen.

Modelle der Übergangsversorgung haben in den Vereinigten Staaten sehr viel Aufmerksamkeit auf sich gezogen, weil sie zum einen recht gute Erfolge erzielen, zum anderen aber auch für das Krankenhaus eine interessante Möglichkeit bieten, kurze Verweildauern mit Qualitätssicherung zu verbinden.

In Deutschland gibt es unterschiedliche Ausprägungen dieses Konzepts. Das im deutschsprachigen Raum wahrscheinlich älteste Konzept stammt aus dem Bereich der psychiatrischen Versorgung und wurde von Böhm (Österreich) entwickelt, der sein Konzept als »Übergangspflege« bezeichnete. In erster Linie waren mit diesem Konzept Patienten mit einer gerontopsychiatrischen Bedarfskonstellation angesprochen. Die Grundidee bestand darin, den Patienten, die meist eine erhebliche psychische Störung aufwiesen, einen allmählichen Übergang in die häusliche Umgebung und damit zurück in das Alltagsleben zu ermöglichen. In allen Phasen des Übergangs erfolgte eine sorgfältige Einschätzung der Patientensituation und des Patientenbedarfs, auch und besonders in der Phase nach der Krankenhausentlassung.

Ein weiteres Beispiel aus Deutschland ist die sogenannte Brückenpflege bei Tumorpatienten, die nach der Krankenhausentlassung ebenfalls eine spezielle pflegerische Unterstützung durch Mitarbeiter des Krankenhauses erhalten. Bei anderen Konzepten der Übergangsversorgung liegt die Zuständigkeit nicht bei einzelnen Fachkräften, sondern bei einem geriatrischen Team.

Das charakteristische Merkmal der Übergangsversorgung ist, wie schon erwähnt, die Fortsetzung der Unterstützung nach der Krankenhausentlassung. Im amerikanischen Modell der Übergangsversorgung handelt es sich allerdings nicht um eine Unterstützung, die man beispielsweise mit Tätigkeiten der ambulanten Krankenpflege in Deutschland vergleichen könnte. Vom konzeptionellen Grundgedanken her besteht die Aufgabe eher darin, die soziale und gesundheitliche Situation des Patienten in seiner alltäglichen Lebensumgebung einzuschätzen, auf dieser Grundlage Unterstützungsbedarf festzustellen und schließlich dafür zu sorgen, dass die benötigte Unterstützung mobilisiert wird. Ein weiteres wichtiges Aufgabenfeld ist die individuelle Beratung und Anleitung sowohl des Patienten als auch seiner Angehörigen.

Es geht also nicht darum, pflegerische Hilfe in Form von Maßnahmen der Körperpflege, Hilfe bei der Nahrungsaufnahme oder auch in Form von Maßnahmen der Behandlungspflege zu leisten. Das vorrangige Ziel besteht vielmehr darin, zu helfen, eine stabile Versorgungssituation aufzubauen und die benötigten Hilfen durch andere Personen oder Einrichtungen zu mobilisieren. Ein solches Konzept kann insbesondere bei Patienten hilfreich sein, die nach der Entlassung trotz fortbestehenden Pflegebedarfs keine oder nur punktuelle Unterstützung durch ambulante Pflegedienste erhalten.

Die Unterstützung wird zum Teil bei Hausbesuchen, zum Teil über das Telefon geleistet. Man muss sich also diese Formen der Übergangsversorgung nicht so vorstellen, dass sich täglich Mitarbeiter aus dem Krankenhaus womöglich mehrere Stunden in der Wohnung des Patienten aufhalten. Der zeitliche Abstand, in dem Hausbesuche stattfinden, und auch die Dauer der Unterstützung in der poststationären Phase werden vielmehr individuell und in Absprache mit dem Patienten und seinen Angehörigen festgelegt. Manchmal sind diese Phasen der Unterstützung kurz, weil Patienten und Angehörige besser als gedacht allein zurechtkommen. Bei anderen Patienten sind dagegen mehrere Hausbesuche und verhältnismäßig lange Phasen der Betreuung erforderlich.

Modelle der Übergangsversorgung sind im deutschen Gesundheitssystem aufgrund der leistungsrechtlichen Abgrenzung der Versorgungsbereiche nicht leicht umsetzbar. Die Möglichkeiten, die der gesetzliche Rahmen der integrierten Versorgung bietet, werden bislang nur wenig ausgeschöpft. Gerade unter den Bedingungen eines DRG-Systems könnte es sich jedoch zukünftig als ein sehr wichtiges Modell erweisen, weil es ermöglicht, wirksame patientenorientierte Unterstützung und Wirtschaftlichkeit in Einklang zu bringen. Forschungsergebnisse aus den Vereinigten Staaten belegen die positiven Effekte, die sich mit dem Konzept der Übergangsversorgung erreichen lassen (z. B. Naylor et al. 1999). Danach zeigen sich bei den Patienten, die diese Art von Unterstützung erfahren haben, im Vergleich zu anderen Patientengruppen weniger Wiederaufnahmen ins Krankenhaus, geringere Krankheitskosten, eine kürzere stationäre Verweildauer und insgesamt eine bessere Lebensqualität.

Übergangsversorgung ist aber nicht zu verwechseln mit bloßen Kontaktaufnahmen nach der Entlassung oder dem Evaluationsschritt, der im Rahmen des Expertenstandards immer schon vorgesehen war. Vielmehr handelt es sich um eine intensive Unterstützung, die durch fachlich spezialisierte Pflegende aus dem Krankenhaus *bei regelmäßigen Hausbesuchen* geleistet wird und durch einen hohen Anteil individueller Beratung und Anleitung *in der häuslichen Umgebung* gekennzeichnet ist. Dies setzt besondere Qualifikationen, eine anspruchsvolle Konzeption, spezialisierte Organisationseinheiten und eine Klärung des leistungsrechtlichen Status voraus.

3.5 Multidisziplinäre Entlassungsallianzen

Mit dem Begriff »Multidisziplinäre Entlassungsallianzen« ist ein organisatorischer Ansatz angesprochen, in dem alle im Krankenhaus beteiligten Berufsgruppen fallbezogen eng zusammenarbeiten und dabei, je nach Bedarf, ggf. auch andere Personen oder Stellen direkt beteiligen.

Konstellationen dieser Art findet man beispielsweise in der Pädiatrie. Geht es darum, ein Kind mit schweren Erkrankungen und komplexem Hilfebedarf zu begleiten und die Versorgung im Anschluss an den Krankenhausaufenthalt vorzubereiten, treffen Ärzte, Pflegekräfte und ggf. andere Mitarbeiter des Krankenhauses konkrete Absprachen über die einzelnen Schritte der Entlassungsvorbereitung. Zu diesen Konzepten gehören daher Fallbesprechungen, in die je nach Bedarf die Eltern und andere Bezugspersonen, aber auch Kostenträger und Mitarbeiter von Einrichtungen einbezogen werden, die später bei der Versorgung mitwirken. Diese Form der Kommunikation ermöglicht es, zügig Problemlösungen für komplizierte Fragen zu finden. Durch die Einbeziehung von Kostenträgern und anderen Stellen kann die Zeit für wichtige Entscheidungen, beispielsweise für die Kostenübernahme, stark verkürzt werden. Die direkte Abstimmung ermöglicht es, bereits frühzeitig die Beantragung von Hilfsmitteln, anderen Versicherungsleistungen und die Kontaktaufnahme zu anderen Einrichtungen einzuleiten.

In der Pädiatrie spielt außerdem die enge Zusammenarbeit mit den Angehörigen bzw. Eltern eine große Rolle, in besonderem Maße auch die Beratung und Anleitung der Eltern in pflegerischen Fragen. Bei schwerkranken Kindern etwa, die beatmungspflichtig sind und bei denen eine intensive Krankenbeobachtung erforderlich ist, werden komplexe Anleitungsprogramme durchgeführt, mit denen die Eltern in die Lage versetzt werden, mit den hohen Technik- und Sicherheitsanforderungen bei Beatmung und Monitoring umzugehen.

Die Kooperation zwischen Krankenhaus und anderen Einrichtungen kann im Rahmen solcher Konzepte ebenfalls besondere Formen annehmen. Bei seltenen, schwerwiegenden Erkrankungen und einem speziellen Versorgungsbedarf kann es notwendig sein, im Krankenhaus eine direkte Anleitung und Beratung von Mitarbeitern ambulanter Pflegedienste vorzunehmen.

Die Stärke multidisziplinärer Entlassungsallianzen liegt in der direkten Kommunikation und im hohen Problemlösungspotenzial. Auch komplizierte Fragen können zeitnah gelöst werden. Der in der Diskussion so häufig beschworene Grundsatz der Multidisziplinarität wird hier ebenfalls anschaulich umgesetzt. Auf der anderen Seite ist ein Entlassungsmanagement in dieser Form mit einem hohen personellen Aufwand verbunden. Den damit einhergehenden Kosten stehen jedoch erhebliche Einsparungen gegenüber, die durch eine Vermeidung von Komplikationen nach der Krankenhausentlassung eintreten können. Insbesondere bei Patientengruppen, bei denen ein ungewöhnlich hohes Risiko für poststationäre Komplikationen besteht und bei denen solche Komplikationen ein hohes gesundheitliches Gefährdungspotenzial nach sich ziehen, dürfte sich der hohe finanzielle Aufwand für das Gesundheitssystem durchaus rechnen. Kinder mit schweren chronischen Erkrankungen gehören zweifellos dazu.

Organisationsübergreifende multidisziplinäre Entlassungsallianzen sind ein gutes Beispiel für den Grundsatz, dass sich Konzepte des pflegerischen Entlassungsmanagements an den individuellen Problemen und Bedarfslagen von Patientengruppen ausrichten sollten. Das anspruchsvolle und aufwändige multidisziplinäre Entlassungsmanagement stellt in der geschilderten Form für bestimmte Risikogruppen sicherlich das Konzept der ersten Wahl dar, aber es wäre nicht empfehlenswert und nicht realistisch, es zum Maßstab für alle Patientengruppen zu erklären. Zur Deckung des Bedarfs anderer Patientengruppen ist es auch nicht erforderlich, so umfangreiche Personalressourcen einzusetzen. Bislang finden sich die geschilderten Organisationsformen vor allem im Bereich der pädiatrischen und geriatrischen Versorgung.

In anderen Bereichen werden in Ausnahmefällen ebenfalls solche besonderen Formen des Entlassungsmanagements gewählt. Bei der Entlassung schwerstkranker Patienten, bei denen eine komplexe häusliche Versorgung vorzubereiten ist, werden dann die Abläufe des herkömmlichen Entlassungsmanagements zugunsten einer stärker teamförmigen Arbeitsweise durchbrochen.

3.6 Entlassungsmanagement durch externe Institutionen

Seit den 1990er Jahren beschäftigen sich ambulante Pflegedienste und Altenheime ebenfalls vermehrt mit der Frage, welche Rolle ihnen bei Übergängen zwischen den Versorgungsinstitutionen zukommen kann. Diese Entwicklungen verliefen in zwei Richtungen.

Der erste Entwicklungsstrang war durch neue Angebote gekennzeichnet, bei denen externe Stellen Aufgaben übernahmen, die eigentlich dem krankenhausinternen Entlassungsmanagement zuzuschreiben sind. Manche Krankenhäuser schlossen Kooperationsvereinbarungen mit ambulanten Diensten, mit denen sie die Entlassungsvorbereitung an diese Dienste delegierten. Schon viele Jahre zuvor, als die Verantwortung der Pflege für das Entlassungsmanagement noch gar kein Thema war, gab es vergleichbare Konstellationen im Bereich der Krankenhaussozialdienste. Nicht alle Krankenhäuser hielten solche Dienste vor, einige »kauften« diese Leistung bei anderen Organisationen ein.

Mit der Einführung der Pflegeversicherung kam es zu einer Stärkung des Wettbewerbs zwischen den Diensten. Besonders vor diesem Hintergrund geriet die enge Kooperation von ambulanten Diensten und Krankenhäusern in Verruf. Kritisiert wurde vor allem, dass die Wahlfreiheit der Patienten im Hinblick auf die Inanspruchnahme von Pflege nach dem Krankenhaus beeinträchtigt werde. Eine »trägerneutrale« Begleitung, so die Kritik, sei schwer vorstellbar, wenn das Krankenhaus und der betreffende ambulante Dienst in gleicher Trägerschaft arbeiten.

Abgesehen von solchen Kooperationsformen gab und gibt es immer wieder einzelne Einrichtungen, die das Entlassungsmanagement als gesondert finanzierte Serviceleistung für Patienten und Angehörige anbieten (oftmals werden dafür dann andere Begriffe verwendet, beispielsweise »Case Management«). In solchen Fällen übernimmt dann beispielsweise der ambulante Pflegedienst noch während des Krankenhausaufenthalts die Vorbereitungen für die Sicherstellung der poststationären Versorgung, ohne dass eine feste Vereinbarung mit dem betreffenden Krankenhaus besteht. Die Dienste werden dann eher von den Patienten und ihren Angehörigen beauftragt.

Bei einer weiteren Variante übernehmen ambulante Pflegedienste nicht das komplette Pflegemanagement, sondern nur Aufgaben der Beratung und Anleitung, insbesondere der pflegenden Angehörigen. Das kann dann soweit gehen, dass die Angehörigen eines demenziell erkrankten Patienten noch während des Krankenhausaufenthalts von einem ambulanten Pflegedienst darin beraten und angeleitet werden, wie sie zukünftig die häusliche Pflege sicherstellen können.

Der zweite Entwicklungsstrang umfasst Konzepte zur Überleitung in das Krankenhaus, die meist von stationären Pflegeeinrichtungen, seltener durch ambulante Dienste entwickelt wurden. Die Mitarbeiter im Krankenhaus können eine bedarfs- und bedürfnisgerechte Versorgung umso besser sicherstellen, je mehr sie über den neu aufgenommenen Patienten wissen. Im Einzelfall können auch Rücksprachen mit der Pflegeeinrichtung erforderlich sein. Handelt es sich beispielsweise um demenziell erkrankte Heimbewohner, wäre es für die Pflege im Krankenhaus äußerst wichtig, Informationen zur gewohnten Tagesstrukturierung, zu Verhaltensweisen, zum biografischen Hintergrund und möglichen Zugangswegen in der Kommunikation zu erhalten.

Ein Überleitungsverfahren der Krankenhäuser, wie es der nationale Expertenstandard vorsieht, sollte daher im Idealfall durch entsprechende Bemühungen auf Seiten der Pflegeeinrichtungen ergänzt werden. Inzwischen existieren einige Rahmenkonzepte für ein geregeltes Überleitungsverfahren für Bewohner vollstationärer Pflegeeinrichtungen. Gelingt es, zur Überleitung verbindliche Vereinbarungen zwischen Krankenhaus und Pflegeeinrichtung zu treffen, so kann dies für beide Seiten – ganz abgesehen von den Patienten bzw. Bewohnern – von großem Vorteil sein. Die Entwicklung solcher Vereinbarungen kostet zwar einigen Aufwand, er rechnet sich aber im Laufe der Zeit. Sie können beispielsweise folgende Aspekte berücksichtigen:

- Regelungen zum schriftlichen und telefonischen/persönlichen Informationsaustausch (Inhalte, Zeitpunkte, Instrumente wie z. B. Überleitungsbogen),
- Regelungen zur Benennung von Ansprechpartnern während der Zeit des Krankenhausaufenthalts,
- Vorgehensweisen für eine regelmäßige Überprüfung der Kooperation.

Ohne eine Stelle für pflegerisches Entlassungsmanagement ist es schwierig, eine Kooperation zwischen Akutkrankenhäusern und stationären Pflegeeinrichtungen aufrechtzuerhalten. Obwohl die Überleitung in das Krankenhaus streng genommen eine Erweiterung des Aufgabenfeldes darstellt, liegt es nahe, sie dem Entlassungsmanagement zuzuordnen. Man sollte sich in diesem Fall nicht zu sehr an Begriffen festhalten – oder einen Blick in andere Länder werfen: Dort findet sich für das Aufgabenfeld manchmal die Bezeichnung *Liaison Nursing*, was den Gedanken unterstreicht, dass es auch um eine Überbrückung der Grenzen zwischen den Versorgungsbereichen geht.

4 Patientenprobleme nach der Krankenhausentlassung

In diesem Kapitel werden die Probleme und Bedarfslagen von Patienten geschildert, die nach der Krankenhausentlassung weiterhin auf Unterstützung angewiesen sind. Die Ausführungen beschreiben skizzenhaft, welche Probleme in der poststationären Phase auftreten können (ausführlich: Wingenfeld 2005). Dabei stehen die Erfahrungen der Patienten und Angehörigen im Mittelpunkt. Exemplarisch wird die Situation von zwei Patientengruppen herausgegriffen und genauer beleuchtet: die Situation demenziell Erkrankter und die Situation schwerkranker Kinder und ihrer Familien. Es gibt weit mehr Lebens- und Versorgungskonstellationen, die im Arbeitsalltag des Entlassungsmanagements eine wichtige Rolle spielen, an dieser Stelle jedoch nicht alle beschrieben werden können.

4.1 Problem- und Bedarfslagen nach der Krankenhausentlassung

Nach wie vor kommt es zu gänzlich unvorbereiteten Entlassungen, d. h. zu Entlassungen, bei denen die Frage nach der Situation direkt im Anschluss an die Entlassung nicht geklärt wurde. Dies gilt auch für die schon fast berüchtigten Entlassungen am Freitagnachmittag, bei denen gehäuft Versorgungsengpässe unterschiedlicher Art auftreten. Fehlendes Insulin oder andere Medikamente, fehlende Hilfsmittel, fehlende pflegerische Hilfe und andere Versorgungslücken prägen auch heute noch die Situation so mancher entlassener Patienten. Besonders ältere Patienten, die keine Angehörigen an ihrer Seite haben, wissen sich häufig nicht zu helfen.

Neben Versorgungsproblemen dieser Art existieren jedoch verschiedene andere Probleme, mit denen sich Patienten und Angehörige konfrontiert sehen und die ihren Lebens- und Versorgungsalltag nach der Entlassung prägen. Gelingt es ihnen nicht, sie zu bewältigen, so führt das nicht nur zu Unannehmlichkeiten für die Betroffenen, sondern im Zweifelsfall zu handfesten gesundheitlichen Komplikationen. Sie dürfen daher im Entlassungsmanagement nicht aus dem Blick geraten.

Gesundheitliche Beeinträchtigungen

Viele Patienten erleben nach der Krankenhausentlassung physische Belastungen. Sie sind teilweise Folge der Erkrankung, aufgrund derer der Krankenhausaufenthalt notwendig wurde, teilweise Folge einer medizinischen Behandlung. Schmerzen stehen bei verschiedenen Patientengruppen im Vordergrund der Belastungen. Viele Patienten erleben darüber hinaus eine ausgeprägte Erschöpfung und Müdigkeit, die auf die Belastung durch therapeutische Interventionen und den Krankenhausaufenthalt insgesamt, verringerte Belastbarkeit, emotionale Anspannung, Irritationen des Kreislaufsystems oder auf Schlafstörungen zurückzuführen sind. Schmerz und leichte Erschöpfbarkeit wirken sich auf zahlreiche Handlungen und Lebensbereiche aus und werden von Patienten als großes Problem im Umgang mit Gesundheitsstörungen erlebt.

Anhaltende Beeinträchtigungen der Selbständigkeit in der alltäglichen Lebensführung sind ebenfalls eine häufige Folge der Erkrankung und stationären Behandlung und stellen vor allem für ältere Patienten ein gravierendes Problem dar. Teilweise gelingt es erst nach Wochen und Monaten, die frühere Selbständigkeit wiederzuerlangen. Die Hospitalisierungssituation selbst trägt zu solchen Problemen nicht unerheblich bei. Der Patient erlebt eine Phase ausgeprägter Passivität, die er aufgrund der krankheitsbedingten Belastungen häufig auch gerne akzeptiert. Durch fehlende Aktivierung seiner Ressourcen verringern sich diese zusehends.

Nicht zu unterschätzen sind Probleme, die sich während des Krankenhausaufenthalts, aber unabhängig von der Erkrankung oder Behandlung ergeben. Dazu gehören beispielsweise im Krankenhaus erworbene Infektionen, die bei Patienten mit reduziertem Allgemeinzustand zu erheblichen gesundheitlichen Komplikationen führen können. Aufgrund der Kürze der heutigen Verweildauer im Krankenhaus manifestieren sich Infektionen häufig erst nach der Krankenhausentlassung und damit in einer Phase, in der es vor allem von den Patienten selbst und ihren Angehörigen abhängt, wie schnell bzw. ob rechtzeitig reagiert wird. Bei älteren Patienten besteht nach der Krankenhausentlassung ein erhöhtes Sturzrisiko infolge von Mobilitätsbeeinträchtigungen, die nach der akuten Krankheitsphase erst allmählich überwunden werden. Stürze bzw. schwere Sturzfolgen können die weitere Krankheitsbewältigung nachhaltig erschweren und bei chronisch erkrankten Patienten in hohem Alter eine rasche gesundheitliche Abwärtsentwicklung einleiten.

Bereits bestehende kognitive Probleme können sich mit dem Krankenhausaufenthalt erheblich verstärken und mit großer psychischer Belastung, insbesondere mit Angst und depressiver Stimmung, einhergehen. Für demenziell Erkrankte lässt sich feststellen, dass ein akutes Krankheitsereignis mit anschließendem stationären Aufenthalt stets eine außerordentlich risikoträchtige Versorgungsepisode einleitet (▶ Kap. 4.2).

Nicht zu unterschätzen sind natürlich auch Probleme im Zusammenhang mit der aktuellen Erkrankung oder der Behandlung und Versorgung im Krankenhaus selbst. Beim Abheilen einer Operationswunde kann es zu erheblichen Komplikationen kommen. Ältere Patienten mit Mobilitätsbeeinträchtigungen entwickeln im Krankenhaus, insbesondere wenn ein Diabetes mellitus oder andere Risikofaktoren hinzukommen, leicht ein Druckgeschwür, was die Rekonvaleszenz nach der Entlassung erheblich erschwert.

Krankheits- und therapiebedingte Anforderungen

Neben den genannten Problemen und Entwicklungen stehen verschiedene krankheits- und therapiebedingte Anforderungen, die die Patienten und Angehörigen nach der Entlassung zu bewältigen haben. Sie müssen, ganz anders als im Krankenhaus, ein hohes Maß an Aufmerksamkeit, Selbstverantwortung und Eigenaktivität aufbringen. Gemeint sind an dieser Stelle vor allem Anforderungen einer medizinischen oder anderen therapeutischen Behandlung, pflegerische Anforderungen und Anforderungen bei der Alltagsgestaltung. Dabei kommt die größte Bedeutung dem Umgang mit Medikamenten zu. Teilweise bestehen in dieser Hinsicht erhebliche Unsicherheiten und Missverständnisse bei Patienten und Angehörigen, teilweise entwickeln sie aber auch wenig sinnvolle Strategien im Umgang mit Medikamenten. Einige Patienten entscheiden sich bewusst gegen ärztliche Anordnungen, weil ihnen die Anzahl der Medikamente schlicht zu groß erscheint, weil sie Skepsis hinsichtlich möglicher Nebenwirkungen hegen oder weil sie der Schulmedizin generell ablehnend gegenüberstehen. Ein noch wichtigerer Punkt ist das schlichte Vergessen der Medikamenteneinnahme, das umso häufiger auftritt, je komplexer die Medikation ausfällt.

Therapieabbrüche und Schwierigkeiten bei der Medikamenteneinnahme treten in der ersten Phase einer Behandlung besonders häufig auf. Die ersten Wochen nach dem Krankenhausaufenthalt sind auch unter diesem Gesichtspunkt als eine besonders risikoreiche Phase anzusehen, zumindest dann, wenn eine Arzneimittelbehandlung neu einsetzt oder wesentlich modifiziert wird. Probleme im Zusammenhang mit der Medikamenteneinnahme (einschließlich unerwarteter Nebenwirkungen) sind bei geriatrischen Patienten einer der häufigsten Gründe für eine Wiederaufnahme in das Krankenhaus.

Mangelnde Information, Unsicherheit und fehlende Routine, geringe Eigenmotivation und Kommunikationsprobleme sind in vielen Fällen charakteristisch für einen problematischen Umgang mit krankheits- und therapiebedingten Anforderungen. Patienten und Angehörige experimentieren häufig, was durch unverständliche oder widersprüchliche Informationen zumindest gefördert wird. Auf Symptome gesundheitlicher Verschlechterungen oder neue Gesundheitsprobleme wird zum Teil zu spät reagiert. Komplikationen im Zusammenhang mit der Medikamenteneinnahme und eine Unterschätzung der Bedeutung von Krankheitssymptomen auch bei jüngeren Patienten treten in der poststationären Phase häufig auf. Hinzu kommen Schwierigkeiten mit weiteren Anforderungen: der Einhaltung von Diätvorschriften, der Anpassung der räumlichen Umgebung oder auch der Einbindung ambulanter Dienste.

Verlusterfahrungen und Unsicherheit

Das Krankheitsgeschehen und dessen Konsequenzen für das weitere Leben werden vielen Patienten erst nach der Entlassung aus dem Krankenhaus wirklich bewusst. Im

Krankenhaus befinden sie sich außerhalb ihrer vertrauten Realität, eingebunden in vorgegebene Strukturen und Abläufe. Die Aufmerksamkeit gilt vor allem der Erkrankung und ihren Symptomen, den Behandlungsprozeduren und den damit verbundenen Belastungen. Erst nach der Entlassung werden die Begrenzungen, Probleme und Anforderungen, die vorläufig oder auf Dauer das eigene Leben bestimmen werden, direkt spürbar.

Patienten machen verschiedene *Verlusterfahrungen*, beispielsweise die Erfahrung des Verlustes von Selbständigkeit, der verstärkten Abhängigkeit von der sozialen Umgebung, wobei im Falle chronischer Krankheit oft unsicher ist, wie sich dieser Zustand weiterentwickeln wird. Eine weitere wichtige Verlusterfahrung umfasst Aktivitätsbegrenzung, also die Erfahrung, nicht mehr das tun zu können, was vor dem Krankenhausaufenthalt als selbstverständlicher Bestandteil des Lebens galt und worüber möglicherweise auch das Selbstwertgefühl definiert wurde. Körperliche Beeinträchtigungen oder Veränderungen, die äußerlich sichtbar sind oder Alltagshandlungen behindern, ziehen nicht nur psychische Belastungen nach sich, sondern ggf. auch Rückzüge auf beruflicher und privater Ebene.

Soziale Rollen und Beziehungen können sich ebenfalls erheblich verändern, z. B. aufgrund von beruflichen Veränderungen, etwa in Form der Frühverrentung oder der Übernahme einer anderen beruflichen Position infolge neuer gesundheitlicher Grenzen. Auch die Partnerschaft oder andere familiäre Beziehungen können betroffen sein. Zukunftsplanungen sind obsolet oder zumindest unsicher.

All dies fördert bei einem Teil der Patienten, die unter chronischen Krankheiten leiden, Pessimismus und Hoffnungslosigkeit, was wiederum einen Verlust an Handlungsmotivation nach sich zieht. Dies mindert auch die Bereitschaft, sich auf die aktuellen Anforderungen des Krankheitsgeschehens und der Versorgung einzulassen, beispielsweise Medikations- oder Ernährungsvorschriften zu beachten oder körperliche Übungen zur Förderung funktioneller Ressourcen durchzuführen. Ausreichende Motivation gilt aber unbestritten als eine wichtige Voraussetzung für die gesundheitliche Stabilisierung. Die erste Zeit nach der Krankenhausentlassung ist auch in dieser Hinsicht eine für den weiteren Verlauf kritische Phase: Je mehr der Status nach der Entlassung als vorübergehende, beeinflussbare Phase verstanden wird, desto bessere Aussichten bestehen, gesundheitliche Probleme zu beheben oder zumindest zu mildern.

Beim Übergang in eine dauerhafte Heimunterbringung sind Verlusterfahrungen oft weit stärker ausgeprägt als bei der Rückkehr in die häusliche Umgebung. Die Unmöglichkeit der Wiederaufnahme des gewohnten Lebensstils, Autonomiebegrenzungen und der Verlust von Zukunftsperspektiven werden hier besonders intensiv erlebt. Hinzu kommen materielle Verluste (Wohnung und persönlicher Besitz), die räumliche Trennung vom gewohnten sozialen Netzwerk und die Begrenzung der Privatsphäre.

Unsicherheit stellt ein weiteres wichtiges Thema des Patientenerlebens dar. Unsicherheit auf Seiten von Patienten und Angehörigen erstreckt sich auf viele Aspekte des Krankheits- und Versorgungsverlaufs: Neue Krankheitssymptome oder andere gesundheitliche Veränderungen können in ihrer Bedeutung zunächst nicht eingeschätzt werden, ebenso die daraus erwachsenden Handlungsanforderungen. Die Bedeutung der Erkrankung auf körperlicher, psychischer und sozialer Ebene kann erst allmählich erfasst werden. Oft bestehen Schwierigkeiten, den weiteren Krankheitsverlauf zu prognostizieren. Und schließlich kann sich auch die Wechselhaftigkeit der Krankheitssymptome erheblich verunsichernd auswirken.

Fasst man die vorliegenden Forschungsergebnisse zusammen, so lässt sich bei den Patienten (oder den Angehörigen) im Anschluss an die Krankenhausentlassung in folgenden Bereichen Unsicherheit feststellen:

- Verständnis der Erkrankung und der Krankheitssymptome,
- voraussichtliche Symptomentwicklung einschließlich möglicher Komplikationen,
- emotionale Reaktionen und Verhaltensweisen des Patienten (und/oder der Angehörigen),
- Ziele und Wirkungen der aktuellen oder geplanten Versorgungsmaßnahmen,
- Handlungs- und Entscheidungsstrukturen bei den professionellen Akteuren,
- Einnahme von Medikamenten und Einhaltung von Ernährungsvorschriften,
- Durchführung von Pflege/Selbstpflege,
- Anpassung von Verhaltensweisen an die gesundheitlichen Beeinträchtigungen,
- Vertrauen in die eigene Fähigkeit, Versorgungsanforderungen bewältigen zu können,
- Handlungserfordernisse bei akuten Komplikationen und Verhalten in Notfallsituationen,
- Minimierung des Risikos von Komplikationen.

Information ist ein wichtiges Mittel zur Reduzierung von Unsicherheit. Alle Menschen bemühen sich um die Entwicklung einer Vorstellung von der Erkrankung, teils auf der Basis des eigenen Erlebens, teils anhand von Informationen. Was nicht nachvollzogen werden kann, bleibt eine Quelle der Besorgnis. Das Verständnis für Ereignisse und Entwicklungen ist zugleich eine Grundvoraussetzung für aktives Handeln. Information kann auch auf die Korrektur von Fehleinschätzungen abzielen. Vor allem ältere Patienten besitzen häufig wenig Vertrauen in ihre Fähigkeit, mit der Erkrankung umgehen und sich selbst versorgen zu können. Es ist wichtig, dass sie ein realistisches Verständnis von der Erkrankung, den aus ihr erwachsenden Anforderungen und der Selbstpflegekompetenz entwickeln. Ähnliches gilt für Angehörige.

Einige Forschungsergebnisse deuten darauf hin, dass der Grad der Informiertheit mit darüber entscheidet, ob es infolge von gesundheitlichen Komplikationen zu frühzeitiger Rehospitalisierung kommt oder nicht. Der Umgang mit den Anforderungen einer poststationären ärztlichen Behandlung, die Beachtung von Verhaltensregeln (etwa im Bereich der Ernährung) und die Übernahme von Versorgungsaufgaben durch Angehörige stehen in enger Abhängigkeit vom Wissen der Patienten bzw. Angehörigen.

Wo chirurgisch behandelte Patienten den größten Informationsbedarf haben, zeigt die folgende Auflistung, die das Ergebnis einer älteren, aber immer noch aktuellen Studie aus den Vereinigten Staaten darstellt (Jacobs 2000):

- Vermeidung bestimmter körperlicher Aktivitäten,
- Versorgung der Operationswunde,
- Erkennen von Komplikationen,

- Komplikationen, nach denen unmittelbar Unterstützung angefordert werden sollte,
- Zeitpunkt, von dem an Hausarbeit wieder aufgenommen werden kann,
- Schmerzmanagement,
- Komplikationen, die aus der Erkrankung erwachsen könnten,
- Möglichkeiten der Vermeidung von Komplikationen.

Solche und ähnliche alltagspraktischen Aspekte und Fragestellungen im Umgang mit gesundheitlichen Problemen haben bei den meisten Patienten einen sehr hohen Stellenwert.

Pflegende Angehörige

Unterstützung durch pflegende Angehörige ist die wichtigste Grundlage für die häusliche Weiterversorgung im Anschluss an den Krankenhausaufenthalt. Doch schon im Vorfeld der Entlassung haben Angehörige eine zentrale Rolle, wenn es um grundlegende Entscheidungen geht, vor allem bei der Entscheidung über eine Heimaufnahme. Alleinlebende Krankenhauspatienten wechseln häufiger als andere direkt aus dem Krankenhaus in eine stationäre Pflegeeinrichtung. Es hängt sehr von der Pflegebereitschaft der Angehörigen ab, ob die Rückkehr in die häusliche Umgebung nach einer schweren Erkrankung möglich ist. Die Überforderung der Angehörigen ist einer der wichtigsten Gründe für die frühzeitigen Wiederaufnahmen demenziell Erkrankter. In der Diskussion wird manchmal darauf hingewiesen, dass der Krankenhausaufenthalt mitunter eine kostspielige Intervention zur Behebung von primär sozial bedingten gesundheitlichen Problemen sei, die durch eine geeignete Unterstützung pflegender Angehöriger vermieden werden könnte.

Angehörige leisten nach der Entlassung nicht nur Pflege, sie sorgen auch für die Aufrechterhaltung der allgemeinen Lebensbedingungen in der häuslichen Umgebung, was oft noch größere Bedeutung hat. Sie sorgen für die Anpassung der Räumlichkeiten, die Mobilisierung von Diensten und regeln Behördenangelegenheiten. Außerdem sind sie eine wichtige Quelle emotionaler Unterstützung. Angehörige sind aus diesem Grund wichtige Adressaten der Unterstützung, die mit dem Entlassungsmanagement geleistet wird. Ihre Überforderung führt früher oder später zum Zusammenbruch des häuslichen Versorgungsarrangements. Forschungsergebnissen zufolge stehen aus der Perspektive von pflegenden Angehörigen folgende Belastungsfaktoren im Vordergrund (Wingenfeld 2005):

- zeitliche Zwänge und der Zwang zur permanenten Unterstützungsbereitschaft,
- finanzielle Probleme,
- Erschöpfung und Schlafprobleme,
- eigene gesundheitliche Probleme,
- Kommunikationsprobleme mit professionellen Akteuren,
- fehlendes Vertrauen in die eigene Pflegekompetenz,
- das ständige Erleben des hohen Abhängigkeitsgrads der Patienten,
- bei Pflegebedürftigen mit kognitiven Einbußen: Persönlichkeitsveränderungen und Verhaltensauffälligkeiten.

Alltags- und Versorgungsmanagement

Nach der Krankenhausentlassung müssen das Alltagsleben und die Versorgung der Patienten neu organisiert werden. Auch wenn eine Begleitung durch das Entlassungsmanagement erfolgt, wird den Patienten und Angehörigen diese Aufgabe von niemandem abgenommen. Sie selbst müssen Lösungen entwickeln und umsetzen, wobei allerdings eine professionelle Information, Beratung und Anleitung im Vorfeld wertvolle Hilfe leisten kann.

Besondere Schwierigkeit bereitet vielen Betroffenen die Integration von Unterstützung durch andere (z. B. durch einen Pflegedienst) in den Lebensalltag. Belastend wirkt dabei der Kommunikations- und Organisationsaufwand, der bis zur Vereinbarung einer tragfähigen Lösung erforderlich ist, aber auch die Notwendigkeit, die Privatsphäre für Fremde zugänglich zu machen. Belastungen werden allerdings schon im Vorfeld der Leistungsnutzung spürbar: Die Sicherstellung der Finanzierung, die Antragstellung, die Suche nach einem geeigneten Dienst und vertragliche Angelegenheiten können zusammengenommen einen erheblichen Aufwand verursachen.

Bei Patienten mit komplexem Versorgungsbedarf, z. B. nach einem schweren Schlaganfall, kann sich dies zu einem aufwändigen Versorgungsmanagement auswachsen, in dem z. B. Nachuntersuchungen im Krankenhaus, Arztbesuche, ambulante Pflege, physiotherapeutische oder logopädische Behandlung und vielleicht noch andere unterstützende Maßnahmen zeitlich aufeinander und mit anderen, beruflichen oder privaten Verpflichtungen abzustimmen sind. Hinzu kommen eventuell weitere familiäre Versorgungsaufgaben und gelegentlich die Schwierigkeit, die Unterstützung *mehrerer* informeller Helfer des familiären Umfeldes zu koordinieren. Die organisatorische Regelung der Versorgung stellt daher unter Umständen eine umfangreiche Aufgabe dar. Die Angehörigen tragen hierfür meist die Hauptverantwortung.

Für Patienten, die nicht kontinuierlich auf Unterstützung durch Angehörige oder andere Bezugspersonen zurückgreifen können, hängt der Grad der Belastung vom Verhältnis zwischen Anforderungen und verbliebenen Ressourcen ab. Bei weitreichenden Autonomieeinbußen entwickeln sich auch wenig spektakuläre Alltagshandlungen wie Einkäufe und Hausarbeiten zu großen Herausforderungen.

4.2 Patienten mit Versorgungsverantwortung

Besonders schwierig ist die Situation von Patienten, die für andere – häufig für den Ehepartner – Versorgungsverantwortung tragen. Rund 70 % aller Pflegebedürftigen (pflegebedürftig nach den Kriterien der Pflegeversicherung), die in der häuslichen Umgebung leben, verzichten auf die Nutzung ambulanter Dienste (Destatis 2018). Sie werden überwiegend von ihren (oft schon betagten) Partnern versorgt. Werden diese selbst – wenn vielleicht auch nur vorübergehend – unterstützungsbedürftig, kann eine komplizierte Situation entstehen. Das Entlassungsmanagement steht dann vor der

Herausforderung, die Situation des Patienten als Ganzes in den Blick zu nehmen und ihn darin zu unterstützen, für die Versorgung des Ehepartners eine Lösung zu finden.

Werden pflegende Angehörige selbst krank, steht möglicherweise das gesamte Pflegearrangement auf dem Spiel. Meist gelingt es zwar, eine Zwischenlösung für die Zeit des Krankenhausaufenthalts zu finden. Doch die Vorstellung, trotz beeinträchtigter Gesundheit nach der Krankenhausentlassung wieder die frühere pflegerische Verantwortung übernehmen zu müssen, kann eine erhebliche Belastung darstellen. Dann beschäftigen sich diese Patienten weniger mit der Frage der eigenen Gesundheit oder Behandlung als mit der Sorge, sie könnten mit der Pflege ihres Partners überfordert sein.

Ob es diesen Patienten gelingt, ihren Lebensalltag nach der Krankenhausentlassung zu bewältigen oder ob sie tatsächlich überfordert sind und dadurch vielleicht sogar einen gesundheitlichen Rückschlag erleiden, der die ganz Lebens- und Versorgungssituation in eine schwere Krise führt, hängt von mehreren Faktoren ab. Die Patienten benötigen vor allem Unterstützung dabei, ein neues Versorgungsarrangement für die Zeit nach dem Krankenhausaufenthalt aufzubauen, in der sie ihren alten Pflichten nicht oder nur begrenzt nachgehen können. Sie benötigen vorübergehend Entlastung von ihrer Versorgungsverantwortung.

Die Bewältigung der Übergangsphase umfasst bei dieser Patientengruppe also nicht nur die aus der Erkrankung oder den Versorgungsanforderungen unmittelbar resultierenden Probleme und Anforderungen, sondern auch psychische und soziale Aspekte, die auf den weiteren Krankheits- und Versorgungsverlauf Einfluss nehmen können. Aufgabe des Entlassungsmanagements ist es, die dazu notwendige Unterstützung zu leisten. Wird nur danach gefragt, ob der Patient selbst einen Weiterversorgungsbedarf hat, werden solche Probleme leicht übersehen. Patientenorientierung schließt also das Erfordernis ein, alle unterstützenden Maßnahmen und Planungen am Ziel einer optimalen Vorbereitung des Patienten auf Probleme und Anforderungen auszurichten, die erst nach Verlassen des Krankenhauses wirksam werden.

4.3 Patienten mit kognitiven Beeinträchtigungen

Demenziell Erkrankte bilden im Rahmen des pflegerischen Entlassungsmanagements eine besonders wichtige Gruppe[7]. Im Zuge der demografischen Entwicklung, die durch einen Anstieg der Lebenserwartung gekennzeichnet ist, wächst auch die Zahl der älteren und hochaltrigen Patienten im Krankenhaus. Weil Demenzer-

---

7 Streng genommen müsste in diesem Kapitel von »Patienten mit Anzeichen für eine demenzielle Erkrankung« gesprochen werden. Denn in den wenigsten Fällen liegt dem Krankenhaus eine gesicherte Diagnose vor. Das ist nicht ganz unwichtig. So kann es ohne eindeutige Diagnose beispielsweise leicht zu Verwechslungen zwischen einer Demenz und einem reversiblen Delir kommen – mit der Folge, dass Therapie und Pflege an den tatsächlichen Gesundheitsproblemen des Patienten vorbeilaufen.

krankungen vor allem in den höheren Altersgruppen auftreten, führt dieser Entwicklungstrend fast zwangsläufig zu einem stetigen Bedeutungszuwachs dieser Patientengruppe.

Demenziell erkrankte Patienten haben *immer* ein erhöhtes Risiko, nach der Krankenhausentlassung Komplikationen zu erleben. Ihnen fehlen wichtige Ressourcen, die zur selbständigen Bewältigung der poststationären Phase erforderlich sind. Dazu gehört beispielsweise die Fähigkeit, Symptome der Erkrankung zu erkennen und in ihrer Bedeutung zu erfassen. Alarmzeichen, die einen sofortigen Arztbesuch zur Folge haben sollten, werden dann leicht übersehen. Ähnliches gilt für Versorgungsanforderungen. Die Patienten verstehen nicht oder vergessen, was sie tun sollten, um krankheits- oder therapiebedingten Anforderungen gerecht zu werden. Das beginnt schon mit der Tabletteneinnahme, die vergessen wird oder nicht in der angeordneten Art und Weise erfolgt. Demenziell Erkrankte sind außerdem oft nicht in der Lage, die Konsequenzen ihres Handelns und Risiken ihrer Umgebung realistisch einzuschätzen. Sie wollen möglicherweise aufstehen, obwohl sie aufgrund einer noch nicht ausgeheilten Operationswunde bestimmte Bewegungen vermeiden sollten. Sie sind häufig damit überfordert, besondere Hygieneanforderungen zu beachten.

Oft beobachtet wird bei demenziell erkrankten Patienten auch eine veränderte emotionale Situation nach der Krankenhausentlassung. Ängstlichkeit und depressive Stimmung treten relativ häufig auf und können ggf. bereits bestehende Verhaltensprobleme noch verstärken. Zum Teil entwickeln die Patienten eine Abwehrhaltung gegenüber unterstützenden Maßnahmen. Kurz: Die Beeinträchtigungen, die mit einer Demenzerkrankung einhergehen, bieten »günstige« Voraussetzungen dafür, dass nach der Krankenhausentlassung Probleme entstehen.

Die Situation der demenziell erkrankten Patienten zeigt allerdings auch, dass viele Probleme und Bedarfslagen, die für das Entlassungsmanagement relevant sind, schon viel früher Anlass zu Unterstützung geben sollten (Wingenfeld 2009). Für demenziell Erkrankte ist der Krankenhausaufenthalt stets eine große Belastung. Sie haben erhebliche Schwierigkeiten, sich in der ungewohnten Umgebung zu orientieren. Sie wissen oft nicht, wo sie sind und was in ihrer Umgebung geschieht. Es kommt auch leicht zu Überforderung auf emotionaler Ebene, weil sich die Fremdheitserfahrung mit Geschehnissen im hektischen Stationsalltag mischt und die Belastung zu groß wird. Die Konsequenz einer solchen Überforderung besteht häufig in Verhaltensproblemen, auf die die Mitarbeiter des Krankenhauses mangels Zeit jedoch oft nicht adäquat reagieren können.

Ein anderer wichtiger Punkt ist die erzwungene Untätigkeit im Krankenhaus. Diese Untätigkeit ist schon von manchen psychisch stabilen Patienten schwer zu ertragen, auf demenziell Erkrankte wirkt sie noch viel stärker belastend.

Darüber hinaus gibt es besondere gesundheitliche Veränderungen, die während des Krankenhausaufenthalts eintreten können und die besonders häufig Personen mit kognitiven Einbußen betreffen. Dazu gehört die Entwicklung eines Delirs, das beispielsweise im Zusammenhang mit einer belastenden Operation auftreten kann. In den letzten Jahren hat sich sowohl in der Medizin als auch in der Pflege die Aufmerksamkeit für diese Problematik erhöht. Die Entwicklung eines Delirs bei demenziell Erkrankten wirkt sich vor allem in Form einer Verstärkung der Desorientierung und der belastenden Emotionen wie Angst und Unruhe aus. Die Ausprägung kann sehr unterschiedlich sein. Es gibt Formen des Delirs, die eher durch Passivität und Bewusstseineintrübungen gekennzeichnet sind. Ebenso kann ein Delir jedoch durch vermehrtes agitiertes Handeln zum Ausdruck kommen. Ansonsten zeigen sich Symptome, die sehr der Symptomatik einer Demenzerkrankung gleichen: Gedächtnisstörungen, Wahrnehmungsstörungen, Halluzinationen oder die Entwicklung wahnhafter Ideen, beispielsweise des Gefühls, verfolgt oder bestohlen zu werden. Das Auftreten bzw. die Verstärkung solcher Symptome ist, wie bereits angesprochen, den besonderen Belastungen zuzuschreiben, denen der demenziell Erkrankte während des Krankenhausaufenthalts ausgesetzt ist. Dazu gehören Faktoren, die auf körperlicher Ebene wirken, ebenso jedoch auch psychisch wirksame Faktoren. Das Spektrum reicht von der Nahrungs- und Flüssigkeitskarenz vor chirurgischen Eingriffen (oder diagnostischen Untersuchungen) über unbeabsichtigte Wirkungen von Medikamenten und schwere körperliche Belastungen einer Operation und der damit verbundenen Narkose bis hin zu Umgebungseinflüssen. In den vergangen Jahren hat das Problem verstärkt Aufmerksamkeit gefunden und es wurden Strategien entwickelt, um ein Delir zu vermeiden bzw. die Schwere eines Delirs zu begrenzen. Dazu gehören beispielsweise eine sorgfältige Kontrolle der Medikation, eine den individuellen Möglichkeiten angepasste Mobilisierung des Patienten oder auch die Aktivierung der kognitiven Ressourcen (Denken und Wahrnehmung). Das bedeutet aus der Perspektive des Entlassungsmanagements, dass die Vermeidung poststationärer Probleme bereits durch eine geeignete Versorgung im Krankenhaus gefördert werden kann, die allerdings in den Aufgabenbereich anderer Mitarbeiter fällt.

Es fällt den Krankenhäusern nach wie vor schwer, sich auf diese Patientengruppe einzustellen, was auch etwas damit zu tun hat, dass die Diagnose »Demenz« im Krankenhaus überwiegend eine Nebendiagnose ist. Die Patienten kommen also nicht wegen der Demenz ins Krankenhaus, sondern zumeist zur Behandlung einer anderen Erkrankung. Charakteristisch für diese Patienten ist des Weiteren ein ungewöhnlich hoher Anteil ungeplanter Aufnahmen (Notaufnahmen). Im Folgenden werden zusammenfassend die typischen Probleme, die bei der Versorgung dieser Patientengruppe im Krankenhaus auftreten, skizziert.

Die Probleme beginnen häufig bereits bei der Krankenhausaufnahme. Bei vielen Patienten ist keine verlässliche Information über das Bestehen einer Demenz vorhanden; der Patient selbst kann häufig keine Auskunft geben. Die vom niedergelassenen Arzt ermittelten Diagnosen sind, sofern sie überhaupt vorliegen (Notaufnahme!), oftmals wenig aussagekräftig. Auch die Informationen, die von anderen Einrichtungen übermittelt werden, sind eher karg. Berichten aus den Krankenhäusern zufolge ist die Situation lediglich bei Heimbewohnern anders, da ihnen in der Regel ein Überleitungsbogen mitgegeben wird, der grundlegende Informationen enthält. Aber selbst in diesen Fällen sind Informationslücken nicht selten. Die besten »Informationsquellen« sind Angehörige des Patienten, doch häufig gelingt in der Aufnahmesituation selbst mit ihrer Hilfe keine strukturierte Informationserfassung.

Dies alles hat zur Folge, dass für die Versorgung während des Krankenhausaufenthalts erhebliche Informationslücken bestehen können. Sie sind vor allem für die pflegerische Versorgung von Bedeutung: Es ist häufig nicht klar, wie die bisherige

Versorgung aussah, was der Patient kann und was er nicht kann, welche Bedürfnisse und Gewohnheiten er hat, wie seine bisherige Tagesstruktur gestaltet war und inwieweit mit bestimmten Verhaltensproblemen zu rechnen ist.

Ein wichtiger Unterschied zu anderen Patienten besteht darin, dass der Patient selbst keine verlässlichen Angaben machen kann. Fragt man ihn beispielsweise während der Pflegeanamnese, welche alltäglichen Verrichtungen er noch selbst durchführen kann, so entsteht häufig ein falsches Bild. Wenn die Selbstpflegefähigkeit überschätzt wird, kann dies selbst bei einfachen Themen wie der Nahrungsaufnahme zu Problemen führen. Es gibt auch viele Patienten, bei denen die kognitiven Beeinträchtigungen nicht sofort erkennbar sind, die also scheinbar ganz normal kommunizieren, bei denen sich dann aber später herausstellt, dass sie längst nicht alles können, was sie angeben.

Es gibt mitunter Patienten, bei denen weder der Arzt noch die Angehörigen bislang einen Verdacht auf eine demenzielle Erkrankung ausgesprochen haben. Erst durch einen somatischen Stressfaktor und die fremde Umgebung des Krankenhauses wird möglicherweise offensichtlich, dass der Patient kognitive Probleme hat. Hier zu entscheiden, ob es sich um eine Demenz handelt oder ob die Verwirrtheit möglicherweise andere Ursachen hat, ist in der Hektik des Krankenhausalltags schwierig. Dies ist einer der Gründe, weshalb sowohl Ärzte als auch Pflegende mitunter eher zurückhaltend reagieren, wenn sich die Frage stellt, ob ein bislang unauffälliger Patient möglicherweise an einer Demenz erkrankt ist. Die erstmalige Formulierung eines solchen Verdachts wirkt auf die Betroffenen in der Regel schockierend, sodass Klinikmitarbeiter bei bestehenden Unsicherheiten hierfür nicht die Verantwortung übernehmen wollen.

Für den pflegerischen Alltag im Krankenhaus ist das Vorliegen einer Demenz eine große Herausforderung. Die Patienten verweigern möglicherweise die Medikamente oder nehmen sie, wenn sie nicht unterstützt werden, alle auf einmal ein. Sie verstecken Medikamente oder werfen sie weg. Sie können häufig keine klaren Angaben zur Schmerzsymptomatik machen, sodass hier ein besonderes pflegerisches Vorgehen erforderlich ist. Haben die Patienten Schmerzen, so reagieren sie auf pflegerische Maßnahmen häufig verstärkt mit Angst oder Abwehr. Und schließlich ist auch damit zu rechnen, dass sie einen Katheter nicht tolerieren, weil er sie stört oder ihnen Beschwerden bereitet.

Demenziell erkrankte Patienten entwickeln außerdem häufiger als andere Patienten eine starke Unruhe. Sie versuchen mitunter, das Krankenhaus oder zumindest die Station zu verlassen, und verirren sich dann innerhalb der Klinik. Die Verhaltensweisen, die sie zum Teil zeigen, irritieren andere Patienten oder Besucher des Krankenhauses. Typisch ist eine starke Unruhe während der Nacht. Auch andere Patienten haben Schwierigkeiten, in der ungewohnten Umgebung des Krankenhauses nachts zur Ruhe zu kommen. Bei demenziell Erkrankten ist diese Schwierigkeit aber häufig besonders stark ausgeprägt.

So entwickeln sich während des Krankenhausaufenthalts – unabhängig von der zu behandelnden Erkrankung – verschiedene Probleme, die möglicherweise für die Zeit nach der Krankenhausentlassung Konsequenzen haben. So kann eine unbedachte Medikamentengabe zur Beruhigung der Patienten, die bei anderen Patienten völlig unproblematisch wäre, die kognitiven Störungen der demenziell Erkrankten erheblich verstärken, zum Teil aber auch Verhaltensprobleme hervorrufen, ohne dass die Medikamentengabe selbst als Ursache erkannt wird. Besonders schwierig wird die Situation der Patienten dann, wenn aktivitätsbegrenzende Maßnahmen eingeleitet werden.

Aus der Perspektive des Entlassungsmanagements handelt es sich stets um Patienten, bei denen eine differenzierte Bedarfseinschätzung erfolgen sollte. Ergeben sich also bei der Krankenhausaufnahme Anzeichen, dass der Patient kognitive Beeinträchtigungen aufweist, so sollte unbedingt die für das Entlassungsmanagement zuständige Stelle informiert werden, die dann als nächsten Schritt das differenzierte Assessment einleitet. Bei einem Aufnahmegespräch ist in vielen Fällen erkennbar, ob der Patient ungewöhnlich desorientiert wirkt, Gedächtnisstörungen hat, auf Fragen eigenartig antwortet oder reagiert, ob er eine Bewusstseinstrübung oder bestimmte Verhaltensauffälligkeiten zeigt.

Ist man trotz einiger Anzeichen unsicher, ist mit dem sogenannten Uhrentest relativ einfach festzustellen, inwieweit der Patient Denk- oder Wahrnehmungsstörungen hat. Bei diesem Test bittet man den Patienten, das Zifferblatt einer Uhr zu zeichnen, das eine bestimmte Uhrzeit anzeigt (z. B. 8:15 Uhr). Anhand der Zeichnung ist meist recht gut zu erkennen, ob Störungen vorliegen oder nicht. Der Uhrentest ist einfach durchzuführen und kostet nicht viel Zeit. Er findet zur Abklärung des kognitiven Status der Patienten in der Praxis immer mehr Verbreitung.

Am Beispiel der demenziell erkrankten Patienten zeigt sich, wie wichtig ein geregeltes Aufnahmeverfahren für das pflegerische Entlassungsmanagement ist. Umgekehrt kann jedoch auch die stationäre Pflege und Behandlung vom Entlassungsmanagement profitieren. Das von vielen Krankenhäusern beklagte Problem, es sei bei der Krankenhausaufnahme oft gar nicht bekannt, ob der Patient eine psychische Beeinträchtigung hat, dürfte in Häusern mit einem professionellen Entlassungsmanagement eigentlich nicht mehr auftreten: Wenn Krankenhäuser den nationalen Expertenstandard konsequent umsetzen, dann haben sie ein Risikoscreening bei der Krankenhausaufnahme installiert, mit dem Informationen über kognitive Auffälligkeiten des Patienten auf jeden Fall erfasst und hiervon ausgehend weitere Assessmentschritte eingeleitet werden.

Für den weiteren Verlauf des Entlassungsmanagements ergeben sich bei der Unterstützung demenziell erkrankter Patienten einige Besonderheiten. Bei der Durchführung des differenzierten Assessments ist die Frage nach der Situation der Angehörigen unerlässlich. Sie sind meist diejenigen, die den Großteil der Bewältigungsarbeit nach der Krankenhausentlassung übernehmen. Der Klärung der Frage, inwieweit sie dazu bereit und auch in der Lage sind und welche Hilfen sie ggf. benötigen, kommt daher ein wichtiger Stellenwert zu. Diese Klärung sollte mit Sorgfalt vorgenommen werden, auch wenn es auf den ersten Blick so erscheinen mag, als sei eine »gesicherte Versorgungssituation« vorhanden. Manche Stellen für pflegerisches Entlassungsmanagement unterstellen bereits dann eine gesicherte Versorgungssituation, wenn Angehörige mit grundsätzlicher Pflegebereitschaft verfügbar sind und die Einschaltung eines ambulanten Pflegedienstes von ihnen nicht für notwendig gehalten wird. Es wäre allerdings wichtig, hier genauer nachzufragen. Möglicherweise unterschätzen die Angehörigen die Konsequenzen der akuten Gesundheitsstörung für die zukünftige Versorgung.

Eine vertiefende Einschätzung der Situation der Angehörigen sollte auch dann erfolgen, wenn es Hinweise auf Versorgungsdefizite gibt, beispielsweise wenn sich der Patient in einem schlechten Ernährungszustand befindet, wenn es Anzeichen für eine Gefährdung der Integrität der Haut oder einen unzureichenden Umgang mit einem Sturzrisiko gibt. Gespräche über die Qualität und möglicherweise auch über Qualitätsprobleme der häuslichen Versorgung durch Angehörige sind immer eine große Herausforderung für die Fachkräfte des Entlassungsmanagements, doch gerade bei demenziell Erkrankten, die selbst ja meist nicht mehr Auskunft geben können, handelt es sich um eine wichtige Aufgabe.

Auch die direkt unterstützenden Maßnahmen, die während des Entlassungsmanagements eingeleitet oder durchgeführt werden, beziehen sich bei dieser Patientengruppe mehr auf die Angehörigen als auf die Patienten selbst. Sofern also Bedarf an Information, Beratung oder Anleitung besteht, sind bei demenziell Erkrankten in der Regel die Angehörigen die Adressaten dieser Hilfen.

Die Bedarfseinschätzung sollte daher immer folgende Fragen einbeziehen:

- Benötigen die Angehörigen Unterstützung beim Erlernen von Pflegetechniken?
- Sind sie ausreichend darüber informiert, welche Leistungen der Pflege- und Krankenversicherung, ggf. auch anderer Leistungsträger sie in Anspruch nehmen können?
- Haben sie eine realistische Vorstellung von der Verantwortung und den Belastungen, die im Versorgungsalltag auf sie zukommen?
- Sind sie über Besonderheiten des Krankheitsverlaufs der Demenz informiert? Sind sie sich beispielsweise im Klaren darüber (und innerlich darauf eingestellt), dass es zu Persönlichkeitsveränderungen kommen kann, ungewohnte Verhaltensweisen auftreten können und ggf. auch die persönliche Beziehung zwischen ihnen und dem Erkrankten auf eine harte Probe gestellt wird?
- Welche anderen familiären Unterstützungsaufgaben nehmen sie bislang wahr?
- Haben sie einen besonderen Bedarf an Entlastung? Welche Vorstellungen zur nächtlichen Versorgung gibt es?
- Haben sie Ideen dazu, wie sie den Lebens- und Versorgungsalltag organisieren können?
- Kennen sie spezifische Angebote für pflegende Angehörige und wünschen sie Kontakt zu einer Selbsthilfeorganisation?

Mehrere dieser Fragen sind auch für Situationen relevant, in denen keine demenzielle Erkrankung vorliegt. Bei Pflegebedürftigen mit einer Demenz bestehen allerdings häufig größere Anforderungen.

4.4 Entlassungsmanagement bei Kindern

Die Problem- und Bedarfslagen, die beim Entlassungsmanagement für Kinder eine Rolle spielen (Bakewell-Sachs et al. 2000, Cramer/Wingenfeld 2014), unterscheiden sich zum Teil grundlegend von den Fragen, die bei Erwachsenen zu berücksichtigen sind. Charakteristisch ist, dass in den allermeisten Fällen die Eltern die primären Ansprechpartner sind. Ein wichtiger Unterschied besteht außerdem darin, dass die Förderung der körperlichen, geistigen und sozialen Entwicklung einen ganz besonderen Stellenwert einnimmt. Während Erwachsene infolge einer schweren Erkrankung ihre personellen Ressourcen verlieren, haben Kinder diese Ressourcen noch gar nicht oder, je nach Alter, nur zum Teil entwickelt. Die individuelle Förderung hat daher einen viel höheren Stellenwert als bei Erwachsenen. Das bedeutet auch, dass bei der Planung der Weiterversorgung andere Leistungen und Maßnahmen berücksichtigt werden müssen als bei älteren Patienten.

Für die Eltern bringt die Pflege häufig eine sehr große zeitliche Belastung mit sich. Zum krankheitsbedingten Unterstützungsbedarf kommt die altersbedingt fehlende Selbständigkeit hinzu. Besonders wenn eine geistige Behinderung oder eine andere psychische Auffälligkeit vorliegt, entsteht für die Eltern zumeist die Notwendigkeit, permanent Hilfestellung zu leisten. Zur zeitlichen Belastung tragen auch Therapie- und Fördermaßnahmen bei, die in ihrer Gesamtheit manchmal ein recht dichtes Programm ergeben. Einige Kinder sind schon im Säuglings- oder Kleinkindalter in ein umfangreiches Programm eingebunden.

Beim Entlassungsmanagement für Kinder empfiehlt es sich daher, die *Belastungssituation der Eltern* bzw. den möglichen Bedarf an Entlastungsangeboten sorgfältig zu überprüfen. Zu Beginn einer Erkrankung bzw. nach der Diagnosestellung sind die Eltern oftmals sehr unsicher in der Frage, ob sie den Anforderungen des Versorgungsalltags tatsächlich gerecht werden können. Dies gilt vor allem, wenn aufgrund einer schweren Erkrankung Technikunterstützung erforderlich ist. In Familien mit chronisch kranken Kindern können aus der Dominanz und Permanenz der Versorgungsanforderungen Beeinträchtigungen für die familiären Beziehungen erwachsen. Aufmerksamkeit für Bedürfnisse und Probleme des jeweiligen Partners kann oft nicht mehr im erwarteten Maß aufgebracht werden. Dauernde Anspannung und Erschöpfung verringern die gegenseitige Toleranz. Außerdem kann der Umgang beider Elternteile mit den Problemen und Belastungen des Versorgungsalltags sehr unterschiedlich sein und einer zunehmenden Entfremdung Vorschub leisten. Eine stabile Partnerschaft, aus der sich Kraft für den Alltag ziehen lässt, ist jedoch eine wichtige Grundlage für eine tragfähige Versorgungssituation für chronisch kranke Kinder.

Es ist außerdem wichtig, die *soziale Lebenssituation* in den Blick zu nehmen. Kranke Kinder sind gegenüber ungeeigneten sozialen oder materiellen Bedingungen besonders anfällig. Dazu gehören Faktoren wie Armut, Eignung der Wohnsituation, Bildungshintergrund der Eltern und ihre Gesamtmotivation. Treffen soziale Benachteiligung und chronische Krankheit zusammen, entsteht eine besonders schwierige Situation für das Entlassungsmanagement, deren Bewältigung viel Sorgfalt und Energie erfordert.

Eine weitere Besonderheit des Entlassungsmanagements für Kinder besteht darin, die Möglichkeiten der *Kinder- und Jugendhilfe* in die Überlegungen mit einzubeziehen. Sie bietet in sozialer und pädagogischer Hinsicht eine Vielzahl an Möglichkeiten, die betroffenen Familien zu unterstützen. Ergibt sich daher im Verlauf des Entlassungsmanagements, dass es sich um eine nicht nur gesundheitlich problembeladene Familie handelt, sollte unbedingt geprüft werden, ob nicht die Kinder- und Jugendhilfe ergänzend hinzugezogen werden kann. Allerdings findet man auf Seiten der Eltern auch im heutigen modernen System der Jugendhilfe häufig noch Skepsis gegenüber den Jugendämtern, die eher als Kontroll- und nicht als helfende Instanz gesehen werden. Insofern sollte man darauf eingestellt sein, durch konkrete Sachinformation über das Hilfespektrum und die Arbeitsweise der Kinder- und Jugendhilfe Aufklärung zu leisten.

Im Folgenden werden zwei kurze Fallbeispiele geschildert, die die hohen pflegerischen Anforderungen verdeutlichen sollen, die beim Entlassungsmanagement schwer- und schwerstkranker Kinder zu berücksichtigen sind[8]. Es kommt bei diesen Beispielen nicht so sehr darauf an, wie die Versorgungsfragen letztlich gelöst wurden, wichtiger ist das Profil der Anforderungen und Probleme, die beim Entlassungsmanagement berücksichtigt werden sollten.

Fallbeispiel 1

Bei Selim zeigten sich von Geburt an gravierende, lebensbedrohliche Störungen. Er litt unter dem sogenannten Zellweger-Syndrom; hiervon betroffene Kinder versterben zumeist im Säuglingsalter. So wurde auch Selim nur knapp fünf Monate alt.

Direkt nach der Geburt traten bei Selim schwerste Atemstörungen auf (Pneumonie mit zeitweiligem Atemstillstand). Weiterhin litt er an einer Anämie, weshalb er körperlich kaum belastbar war und schnell Erschöpfungszustände auftraten. Hinzu kamen eine ausgeprägte Muskelschwäche und Hypertonie. Er zeigte häufige Krampfattacken, gelegentlich auch schwere Fieberanfälle und wenig Reaktionen auf seine Umwelt. Da er nur mit großen Problemen schlucken konnte, wurde eine Sondenernährung erforderlich.

Selim verblieb nach seiner Geburt mehr als zwei Monate lang im Krankenhaus. Mit den Eltern wurden während dieser Zeit mehrere Beratungsgespräche geführt, in denen die Möglichkeit einer häuslichen Versorgung überprüft wurde. Sie fühlten sich jedoch emotional überfordert und befürchteten auch eine zu starke Belastung der Geschwister von Selim. Schließlich erfolgte die Verlegung in ein Kinderhospiz, wo er sich über einen Zeitraum von rund zwei Monaten aufhalten sollte.

Nach der Aufnahme im Kinderhospiz häuften sich die Krampfanfälle und auch die Atemschwierigkeiten nahmen zu. Unter anderem aufgrund von Erschöpfung infolge Hyperventilation kam es zu weiteren Atemstillständen. Dementsprechend

---

8 Die Fallbeispiele stammen aus zwei Untersuchungen des Instituts für Pflegewissenschaft an der Universität Bielefeld.

standen u. a. Maßnahmen zur (medikamentösen) Kontrolle der Krampfanfälle und zur Überwachung, Unterstützung und Stabilisierung der Atmung im Vordergrund der Versorgung. Die Nahrungs- und Flüssigkeitsaufnahme blieb erschwert, Sondenernährung weiterhin unverzichtbar. Starker Speichelfluss und Verschlucken traten auf. Nachts war Selim häufig wach, schrie und weinte viel, insbesondere im Zusammenhang mit langandauernden Krampfanfällen und Verschlucken.

In den letzten Tagen vor seinem Tod litt das Kind unter vermehrten Schweißausbrüchen und Atempausen. Als sich sein Zustand so weit verschlechterte, dass sein Tod absehbar war, reisten beide Eltern an. Sie blieben mit dem verstorbenen Kind bis zum Morgen im Hospiz.

In diesem Fallbeispiel (▶ Fallbeispiel 1) werden mehrere, für schwerstkranke Kinder in geringem Alter nicht untypische Krankheitsfolgen benannt, die für die häusliche Versorgung enorme Anforderungen und Belastungen mit sich bringen und die Eltern offenbar von Beginn an überforderten. Krampfanfälle, Probleme bei der Nahrungsaufnahme und Atmungsprobleme bis hin zu Atempausen machten es notwendig, die aktuelle Situation permanent einzuschätzen und richtig zu reagieren. Die ständige Konfrontation mit dieser Notwendigkeit ist wahrscheinlich noch nervenaufreibender als die ständige Alarmbereitschaft, die bei häuslicher Versorgung eines Kindes mit dieser Symptomatik von den Eltern aufgebracht werden muss. Sie leben, wie im folgenden Beispiel deutlich wird, mit einer ständig auf potenzielle Krisen ausgerichteten Aufmerksamkeit.

Fallbeispiel 2

Joachim ist als Frühgeburt zur Welt gekommen und leidet an einer pränatalen Organschädigung. Sofort nach der Geburt folgte eine Operation, das Kind blieb 14 Wochen im Krankenhaus. Die häusliche Pflegesituation nach dem Krankenhausaufenthalt war durch folgende Aspekte gekennzeichnet:

- Das Kind erhielt mehrmals täglich Sondennahrung in genau vorgeschriebenen Zeitabständen, zweimal während der Nacht. Die Gabe der Sondennahrung dauerte in etwa ein bis anderthalb Stunden, weil der Organismus sehr sensibel reagierte. Trotz des behutsamen Vorgehens kam es häufig zum Erbrechen. Das Kind verschluckte sich außerdem fast immer, wenn es oral Nahrung zu sich nahm. Besonders häufig waren bei Joachim außerdem Schreiattacken zu beobachten, weil die Sensibilität gegenüber gewöhnlichen Schmerzauslösern gesteigert war, vermutlich in Folge der schweren operativen Eingriffe. Die Absonderung von Sekret kennzeichnete ebenfalls den Versorgungsalltag.
- Das Kind war von massiven Atmungsproblemen betroffen, mitunter traten beängstigend lange Atempausen auf. Die Eltern lebten in ständiger Angst davor, dass eine Phase mangelhafter Sauerstoffsättigung zu lange andauern könnte. Ein Überwachungsgerät zeigte zwar solche Situationen an, wodurch sich die Belastung für die Eltern jedoch kaum verringerte. Für sie war vielmehr der Druck entscheidend, in den betreffenden Situationen schnell genug, d. h.

sofort zu reagieren. Das Überwachungsgerät erwies sich zugleich als ein ständiger Störfaktor, da Fehlalarme sehr häufig auftraten. Mit der Zeit hatten sich die Eltern daran gewöhnt, es blieb jedoch weiterhin die Angst, in Krisensituationen zu spät zu reagieren. Deshalb blieb die Mutter fast ständig bei dem in der oberen Wohnetage untergebrachten Kind. Der Gang auf die Etage darunter erforderte schon einiges an Überwindung. Phasenweise kam es zu einer enormen Belastung durch mangelnden Schlaf, wodurch die Pflegesituation kurz vor dem Zusammenbruch stand.

- Im pflegerischen Alltag gab es verschiedene besondere Anforderungen. Abgesehen von der ständigen Überwachung und Vitalkontrolle war eine spezielle Lagerung des Kindes erforderlich, da es aufgrund der Operationsfolgen vorerst nicht über längere Zeit in die Bauchlage geraten durfte. Spezielle Bauchmassagen mussten ebenfalls regelmäßig durchgeführt werden. Zur Förderung von Beweglichkeit, Wahrnehmung und Mundmotorik erhielt das Kind regelmäßig Krankengymnastik und Frühförderung.

Dieses Fallbeispiel (▶ Fallbeispiel 2) lässt erkennen, dass die Stabilität der häuslichen Versorgungssituation in erster Linie von der Fähigkeit der Eltern abhängt, mit den hohen psychischen und körperlichen Belastungen im Arbeitsalltag umzugehen und die Anforderungen der alltäglichen Pflege zu bewältigen. Die Eltern schilderten während eines Interviews, dass sie die ambulante Kinderkrankenpflege, die mit einem relativ hohen Stundenkontingent eingebunden war, zwar als wichtige Entlastung erfuhren. Der Zwang zur permanenten Pflegebereitschaft konnte jedoch auch durch diese Unterstützung nicht aufgehoben werden.

Beide Fallbeispiele verdeutlichen den hohen Stellenwert der Information, Beratung und Anleitung der Eltern. Deren Kompetenz zur Übernahme der Versorgungsverantwortung und die Belastbarkeit des Familiensystems entscheiden darüber, ob eine Versorgung in der häuslichen Umgebung überhaupt möglich ist. Deshalb ist eine entsprechende Anleitung der Eltern in den betreffenden Fachabteilungen der Krankenhäuser oft fest etabliert, auch ohne dass ein explizites Konzept für ein Entlassungsmanagement vorliegt. Eine Entlassung frühgeborener oder schwerkranker Kinder wäre ohne eine solche Entlassungsvorbereitung häufig gar nicht denkbar.

Aufgrund der besonderen Anforderungen bei der Entlassung von Kindern mit schweren Gesundheitsstörungen wurden im Laufe der Jahre spezielle Konzepte, Organisationsformen und Leistungen für diese Patientengruppe entwickelt. Zu nennen ist hier vor allem das Modell des »Bunten Kreises«. Es sieht eine komplexe Unterstützung für die betroffenen Familien vor, deren Kern als *sozialmedizinische Nachsorge* bezeichnet wird. Adressaten sind chronisch schwer- und schwerstkranke Kinder und Jugendliche sowie frühgeborene Kinder. Bei genauerem Hinsehen zeigen sich sehr viele Gemeinsamkeiten mit den Zielsetzungen und der Arbeitsweise des pflegerischen Entlassungsmanagements, mit dem Unterschied allerdings, dass die direkte Unterstützung der Familien nach der Entlassung im Konzept des »Bunten Kreises« integraler Bestandteil ist.

5 Strukturelle Grundlagen

Ein professionelles Entlassungsmanagement setzt klare Verfahrensregelungen, geeignete Methoden und Instrumente sowie eine ausgezeichnete Qualifikation der damit beauftragten Pflegefachkräfte voraus. Eine gute Konzeption oder Richtlinie, die alle wesentlichen Strukturen und Prozesse konkret definiert und mit der das Krankenhaus eine Art Selbstverpflichtung formuliert, ist für die Praxis des Entlassungsmanagements daher sehr wichtig. In diesem Kapitel werden die wichtigsten strukturellen und konzeptionellen Voraussetzungen erläutert.

5.1 Entwicklung einer Konzeption

»Die Einrichtung verfügt über eine schriftliche Verfahrensregelung für ein multiprofessionelles Entlassungsmanagement, mit dem die erforderlichen Abläufe und fachlichen Rahmenbedingungen gewährleistet sind. (…)
Die Einrichtung stellt sicher, dass zielgruppenspezifische Informations- und Anschauungsmaterialien und geeignete Räumlichkeiten zur Verfügung stehen. (…)
Die Einrichtung stellt Ressourcen zur Erhebung von Daten zum internen Entlassungsmanagement zur Verfügung.« (DNQP 2019, S1a, S3b und S6b)

Je komplexer eine Maßnahme ausfällt, umso wichtiger ist eine sorgfältige, konkrete Beschreibung in Form einer Konzeption, die allen Beteiligten eine klare Handlungsorientierung gibt. Für das Entlassungsmanagement als eine komplexe Intervention trifft dies allemal zu.

Konzeptionen sind Entwürfe von Handlungsplänen, in denen die Ziele, Inhalte, Vorgehensweisen, Arbeitsmittel und anderes mehr in einen sinnvollen Zusammenhang gebracht werden. Sie erfüllen dann ihren Zweck, wenn sie von Mitarbeitern im Arbeitsalltag tatsächlich als verbindliche Vorgabe akzeptiert und verinnerlicht werden (von Spiegel 2004).

Dazu müssen sie allerdings bestimmte Anforderungen erfüllen und auf ihre Adressaten zugeschnitten sein. Es gibt viele wohlklingende, aber im Grunde schlechte Konzepte, weil sie mehr Fragen offenlassen als beantworten. Will man eine effektive Hilfe für den Arbeitsalltag, so sollte man sich bemühen, eine schriftliche

Konzeption von blumigen Formulierungen und unbestimmten Begriffen freizuhalten. Wer nicht erklären kann, was mit »ganzheitlich« gemeint ist und wie man »ganzheitlich« erkennen kann, sollte diesen Begriff lieber ganz vermeiden. Ebenso überflüssig ist es, vom »interdisziplinären Team« zu sprechen, ohne sagen zu können, was die Teamarbeit im Alltag der eigenen Klinik ausmacht oder ausmachen sollte. Bei der Entwicklung einer Konzeption sollte vielmehr darauf geachtet werden, dass jede Aussage Sinn hat und nicht erst erklärt werden muss, damit andere sie verstehen.

Zu berücksichtigen ist allerdings, dass Konzeptionen grundsätzlich zwei Zwecken dienen können, die jeweils mit unterschiedlichen Anforderungen verknüpft sind:

- dem Zweck der *Außendarstellung*, wobei Patienten und Angehörige, andere Einrichtungen oder die allgemeine Fachöffentlichkeit Adressat sein können. Es ist in der Regel sinnvoll, für die jeweiligen Adressaten gesonderte Darstellungen zu entwickeln. So dürften manche Detailfragen, die für ambulante Pflegedienste höchst aufschlussreich sind, für Patienten verzichtbar, vielleicht sogar verwirrend sein;
- dem Zweck der *internen Steuerung*: In diesem Fall muss eine Konzeption weit mehr leisten als die bloße Information von Außenstehenden. *Nur von diesen Konzeptionen ist im Folgenden die Rede.*

Eine gute Konzeption besteht nicht aus allgemeinen, sondern aus konkreten Aussagen, die handlungsleitend sind und alle Vorgaben enthalten, die gebraucht werden, um die betreffende Aufgabe umzusetzen. Sie gibt Antworten auf folgende Fragen:

- Warum (zu welchem Zweck, mit welchem Ziel) soll etwas getan werden?
- Wer ist dafür zuständig?
- Was genau ist zu tun?
- Wann soll es getan werden?
- Wie und womit (Methoden, Instrumente) soll etwas getan werden?
- Wie ist bei unerwarteten Ereignissen zu verfahren?

Also z. B.:

- *Warum*: Das initiale Assessment dient der Überprüfung, ob der Patient ein erhöhtes Risiko hat, nach der Krankenhausentlassung gesundheitliche oder Versorgungsprobleme zu erleben.
- *Wer*: Zuständig für die Durchführung sind die Pflegenden auf den Stationen, die die Pflegeanamnese erheben.
- *Was*: Zur Risikoeinschätzung wird der Bogen »(...)« ausgefüllt. Der ausgefüllte Bogen wird der Pflegedokumentation beigefügt. Ergibt die Einschätzung ein erhöhtes Risiko, wird die Stabsstelle für Entlassungsmanagement unverzüglich informiert. Sie erhält eine Kopie des ausgefüllten Einschätzungsbogens.
- *Wann*: Die Einschätzung erfolgt während der regulären Pflegeanamnese. Bei Patienten, die kein erhöhtes Risiko aufweisen, wird am vierten Tag des Kranken-

hausaufenthalts die Kriterienliste »(...)« zur Aktualisierung der Risikoeinschätzung ausgefüllt. Bei positivem Ergebnis wird die Stabsstelle für Entlassungsmanagement unverzüglich informiert. Unabhängig von der formalen Risikoeinschätzung sollten die Pflegenden auf den Stationen stets auf Anzeichen für Probleme nach der Krankenhausentlassung achten.

- *Wie/womit*: Die Risikoeinschätzung erfolgt einheitlich für alle Patienten mit den Bögen »(...)« und »(...)«, die diesem Konzept als Anhang beigefügt sind.

Auf diese Art kann man den Ablauf des Entlassungsmanagements rasch und übersichtlich auf ca. drei bis vier Seiten beschreiben. Doch leider reicht das nicht aus. Denn die Kunst beim Verfassen einer Konzeption besteht vor allem darin, Regelungen für den Umgang mit *außerplanmäßigen* Ereignissen zu treffen, die in allen Phasen des Entlassungsmanagements auftreten können. Obwohl sie vielleicht nicht die Mehrheit der Patienten betreffen, müssen Ausnahmen von der Regel berücksichtigt werden, weil die zuständigen Mitarbeiter sonst nicht wissen, wie sie handeln sollen. Im vorliegenden Beispiel des initialen Assessments stellt sich vor allem die Frage, was geschehen soll, wenn niemand da ist, der zum Zweck der Risikoeinschätzung befragt werden könnte. Eine mögliche Lösung dieser Frage könnte folgendermaßen aussehen:

- *Unerwartete Ereignisse*: Ist der Patient nicht auskunftsfähig und ist niemand da, der befragt werden könnte (z. B. Angehörige), so wird die Stabsstelle für pflegerisches Entlassungsmanagement verständigt. Die Stabsstelle übernimmt dann selbst die Aufgabe, eine Person, die Auskunft geben kann, ausfindig zu machen und die Risikoeinschätzung schnellstmöglich nachzuholen.

Das Ziel sollte allerdings nicht sein, für jede erdenkliche Situation der Lebenswirklichkeit eine Regel aufzustellen. Das ist nicht möglich und führt dazu, dass eine schriftliche Konzeption so umfangreich und unübersichtlich wird, dass niemand mehr damit arbeiten kann. Die Kunst besteht darin, einen sinnvollen Kompromiss zu finden. Im Übrigen werden kompetente Pflegende selbst in der Lage sein, mit unerwarteten Situationen umzugehen, auch wenn nicht alles detailliert beschrieben ist. Entscheidend ist letztlich, dass alle *wesentlichen* Konstellationen berücksichtigt werden.

Für den inhaltlichen Aufbau einer Konzeption gibt es kein Patentrezept, hier sind verschiedene Vorgehensweisen denkbar. Es sollten allerdings folgende Punkte berücksichtigt werden:[9]

- *Organisationsform und Qualifikation*: Dieser Baustein beschreibt das Organisationskonzept (▶ Kap. 3). Damit wird festgelegt, ob sich das Krankenhaus für eine Stelle für Pflegeüberleitung, ein Case Management oder andere Formen des Entlassungsmanagements entschieden hat, wer dementsprechend Verantwortung

---

9 Anhang C beinhaltet eine Kriterienliste, in der die möglichen Inhalte einer Konzeption differenzierter dargestellt werden.

für das pflegerische Entlassungsmanagement tragen soll und welche Qualifikationen die betreffenden Pflegenden aufweisen müssen.

- *Allgemeine Zuständigkeiten und strukturelle Voraussetzungen* (s. u.).
- *Adressaten*: Hiermit wird die Patientengruppe beschrieben, die mit dem Entlassungsmanagement unterstützt werden soll. Dabei sind auch die konkreten Voraussetzungen (Kriterien) zu benennen, die beim initialen Assessment zur Anwendung kommen sollen und/oder die Patientengruppen, bei denen von vornherein von einem erhöhten Risiko für poststationäre Probleme auszugehen ist. Wichtig sind schließlich auch Aussagen über die Einbeziehung von Angehörigen.
- *Ablauforganisation*: Dies ist ein sehr wichtiger Baustein der Konzeption, weil er alle beteiligten Mitarbeiter über die von ihnen erwarteten Handlungsschritte informiert. Die Regelung des Verfahrens kann und sollte sich an der Prozessstruktur des Entlassungsmanagements orientieren, wie sie im nationalen Expertenstandard beschrieben ist. Es genügt allerdings nicht, die Formulierungen aus dem Standard zu übernehmen und nur ein wenig zu verändern. Die Standardvorgaben sind viel zu allgemein, um zur internen Steuerung verwendet werden zu können. Sie sind kein Ersatz für die Festlegung von Verfahrensabläufen, Zuständigkeiten, Kommunikationsregeln, Methoden und anderer Bausteine des Entlassungsmanagements. Dies muss vom Krankenhaus selbst geleistet werden.
- *Methoden und Instrumente*: Die Konzeption sollte festlegen, mit welchen Einschätzungsinstrumenten (initiales und differenziertes Assessment), Dokumentationsinstrumenten (einschließlich Überleitungsbogen) und ggf. mit welchen Methoden der Information, Beratung und Anleitung/Schulung gearbeitet werden soll.
- *Interne Kooperationsbeziehungen*: Damit ist die Zusammenarbeit der beteiligten Berufsgruppen im Krankenhaus angesprochen. Dieser Teil der Konzeption legt fest, welchen Beitrag die verschiedenen Mitarbeitergruppen jeweils zum Entlassungsmanagement beisteuern sollen, wie Informationen übermittelt werden, wie die Aufgabenteilung aussieht (z. B. zwischen Fachkräften für Entlassungsmanagement und den Bezugspflegenden) oder welche konkreten Formen der Zusammenarbeit gewählt werden.
- *Externe Kooperation*: Es kann sinnvoll sein, auch Verfahrensregelungen für die Kooperation mit Pflegeeinrichtungen oder anderen krankenhausexternen Stellen, die regelmäßig in das Entlassungsmanagement eingebunden sind, in die Konzeption aufzunehmen.

Der Punkt *Allgemeine Zuständigkeiten und strukturelle Voraussetzungen* erfordert ausführlichere Erläuterungen, da hiermit elementare Rahmenbedingungen des Entlassungsmanagements angesprochen sind. Die wichtigste strukturelle Voraussetzung besteht in personellen Ressourcen. Zentral organisierte Ansätze des Entlassungsmanagements verfügen in der Regel über nicht mehr als eine oder zwei Vollzeitstellen für ein mittelgroßes Krankenhaus. Die Erfahrung zeigt, dass diese Ausstattung zu knapp bemessen ist, wenn sich die Zuständigkeit der Mitarbeiter über das gesamte Krankenhaus erstreckt. Allerdings existieren keine allgemein anerkannten Richtwerte, aus denen sich der Personalbedarf ableiten ließe.

Bei dezentralen Konzepten des Entlassungsmanagements müssen der Stationspflege zusätzliche Personalstellen zur Verfügung gestellt werden, um ein fachgerechtes Entlassungsmanagement nach den Maßgaben des Standards sicherzustellen, ohne die Qualität der täglichen Pflege in Frage zu stellen.

Die materiellen Voraussetzungen umfassen, abgesehen von geeigneten Räumlichkeiten (Büro, ggf. Raum für Beratung und andere direkte Hilfen für Patienten und Angehörige), in erster Linie eine moderne technische Ausstattung mit der Möglichkeit der Nutzung der heute üblichen Kommunikationsmittel. Im Idealfall besteht Zugang zum jeweiligen Krankenhausinformationssystem, über den bei Bedarf zumindest partiell Daten eines Patienten abgerufen oder eingespeist werden können.

Von besonderem Interesse ist die Frage, wie weit die Verantwortung und Entscheidungsbefugnis der für das Entlassungsmanagement zuständigen Fachkraft reicht. Es versteht sich eigentlich von selbst, dass hier klare, für alle Berufsgruppen verbindliche Festlegungen zu treffen sind. Schwierigkeiten, einmal getroffene Festlegungen im Alltag auch durchzusetzen, treten vor allem dann auf, wenn sich andere Personen oder Mitarbeitergruppen in ihrer Entscheidungsfreiheit beeinträchtigt sehen oder wenn zusätzlicher Arbeitsaufwand die Folge ist.

Beides dürfte im Falle des Entlassungsmanagements eher die Regel als die Ausnahme sein. Denn die Umsetzung bringt für alle Berufsgruppen Veränderungen mit sich, und manche Veränderungen liegen quer zur gewohnten hierarchischen Ordnung. Der Koordinator muss von den Kooperationspartnern in seiner Rolle auch anerkannt werden, sonst kann er diese Funktion nicht effektiv ausüben. Kritisch ist natürlich die Frage, ob das Entlassungsmanagement autorisiert ist, bei der Entscheidung über den Entlassungszeitpunkt mitzuwirken. Aber auch die Frage, wo die Verantwortung des Sozialdienstes anfängt und die des pflegerischen Entlassungsmanagements aufhört, kann einiges Problempotenzial bergen.

An solchen Punkten sollte die Konzeption eine klare Vorgabe beinhalten. Gerade hier zeigt sich, wie wichtig es sein kann, dass der Konzeption durch die Krankenhausleitung Autorität und Verbindlichkeit verliehen wird. Dies zu erreichen ist möglicherweise schwierig, kann die Arbeit im Krankenhausalltag aber erheblich erleichtern. Eine Konzeption, die nur innerhalb des Pflegedienstes Autorität genießt, wäre sicherlich leichter zu erarbeiten, könnte sich aber an entscheidenden Punkten als unwirksam bzw. nicht umsetzbar erweisen.

Die Entwicklung oder Weiterentwicklung einer Konzeption für das pflegerische Entlassungsmanagement sollte daher unbedingt unter Einbeziehung anderer Berufsgruppen, vor allem der Ärzte und der Krankenhaus-Sozialarbeit erfolgen. Der zusätzliche Zeitaufwand, der dadurch möglicherweise anfällt, lohnt sich und macht sich später durch weniger Störungen im Arbeitsalltag bezahlt.

5.2 Qualifikationsanforderungen

Die Pflegefachkraft …

- »beherrscht die Auswahl und Anwendung von Kriterien zur systematischen Einschätzung der Risiken und des erwartbaren Versorgungs- und Unterstützungsbedarfs nach der Entlassung.«
- »verfügt über Planungs- und Steuerungskompetenzen zur Durchführung einer individuellen Entlassungsplanung inklusive der Begleitung und Gestaltung von Übergängen.«
- »verfügt über die Kompetenz, Patient*innen und Angehörige sowohl über poststationäre Versorgungsmöglichkeiten und -risiken als auch über erwartbare Erfordernisse zu informieren, zu beraten und entsprechende Schulungen anzubieten bzw. zu veranlassen sowie die Koordination der weiteren daran beteiligten Berufsgruppen vorzunehmen.«
- »ist zur Koordination des Entlassungsprozesses befähigt und autorisiert.«
- »verfügt über die Kompetenz zu beurteilen, ob die Entlassungsplanung dem individuellen Bedarf und den Fähigkeiten der Patient*innen und deren Angehörigen entspricht.«
- »ist befähigt und autorisiert, eine Evaluation des Entlassungsprozesses durchzuführen«
(DNQP 2019, S1b–S6a).

Wie diese Auflistung zeigt, beziehen sich fast alle Vorgaben des Expertenstandards, die sich auf der Strukturebene bewegen, auf die Qualifikation und Autorisierung der Pflegefachkraft zum Entlassungsmanagement.

Die Qualifikationsanforderungen lassen sich recht gut aus den einzelnen Handlungsschritten des pflegerischen Entlassungsmanagements ableiten. Besonders wichtig ist dementsprechend *pflegediagnostische Kompetenz*, die für die verschiedenen Risiko- und Bedarfseinschätzungen benötigt wird. Die *Fähigkeit zur Entwicklung einer Entlassungsplanung* in Zusammenarbeit mit Patienten und Angehörigen umfasst mehr als die Fähigkeit zur Entwicklung einer Maßnahmenplanung im individuellen Pflegeprozess. Es geht dabei um eine Versorgungsplanung, die im Einzelfall recht komplex ausfallen kann. *Kommunikative bzw. soziale und pädagogische Kompetenz* ist nicht nur für Maßnahmen der Information, Beratung und Schulung/Anleitung erforderlich, sondern im Grunde für alle Schritte des Entlassungsmanagements. Denn überall hängt der Erfolg der Arbeit *auch* davon ab, wie gut es gelingt, Klärungen im Gespräch mit anderen zu erreichen, Abstimmungen vorzunehmen, andere zu überzeugen, Wissen zu vermitteln usw. Kommunikation ist in gewisser Weise das wichtigste Arbeitsmittel im Entlassungsmanagement. Auch bei der Beratung anderer Pflegekräfte und Berufsgruppen sind besondere Kommunikationskompetenzen gefragt. Erforderlich ist ferner ein umfangreiches *Wissen über das Versicherungs- und Sozialsystem* sowie über sämtliche Versorgungsangebote im Gesundheits- und Sozialbereich. *Wissen über den Versorgungsalltag anderer Einrichtungen* ist ebenfalls nicht unwichtig, denn es hilft, Handlungsmöglichkeiten und -grenzen der an der Weiterversorgung beteiligten Einrichtungen und Personen realistisch einzuschätzen.

Das Entlassungsmanagement erfordert vergleichsweise umfangreiche Kenntnisse und Kompetenzen, die mit einer Pflegeausbildung allein nicht erworben werden können. Deshalb ist eine Zusatzqualifikation der für das Entlassungsmanagement zuständigen Fachkräfte notwendig. Es mag Pflegende geben, die durch langjährige Berufserfahrung in verschiedenen Versorgungsbereichen (vor allem die ambulante Pflege ist wichtig) auch ohne eine formale Zusatzqualifikation für die anstehenden Aufgaben qualifiziert sind, die Regel wird dies jedoch nicht sein. In anderen Ländern, vor allem im englischsprachigen Raum, verfügen Mitarbeiter aus dem Entlassungsmanagement meist über eine akademische Qualifikation, teilweise auf Master-Niveau.

Akademische Qualifizierungsangebote, die direkt auf die Erfordernisse des Entlassungsmanagements zugeschnitten sind, gibt es in Deutschland bislang nicht. Speziell qualifizierte Pflegende mit akademischer Qualifikation, die in anderen Ländern die tragende Säule des professionellen Entlassungsmanagements darstellen, finden sich bislang noch selten in diesem Aufgabenfeld.

Fortbildungsangebote in Deutschland sind noch rar und unterscheiden sich stark hinsichtlich Inhalte, formaler Bezeichnung, Umfang und Kosten. Es existiert bislang keine bundeseinheitliche Empfehlung dazu, welche Themen in welchem Umfang vermittelt werden sollten.

Mitarbeiter, die eine intensive Qualifizierung wünschen, weichen teilweise auf eine Case Management-Ausbildung aus. Da der Case Management-Prozess und das Entlassungsmanagement einen ähnlichen Aufbau haben, liegt dieser Gedanke nah. Allerdings ist entscheidend, dass eine Qualifizierungsmaßnahme auf die Lebens- und Versorgungssituation von kranken Menschen in einer akuten Phase zugeschnitten ist, sonst entspricht die Maßnahme nicht den tatsächlichen Anforderungen im Arbeitsprozess.

5.3 Zusammenarbeit zwischen Pflege und Krankenhaussozialdiensten

Krankenhaussozialdienste existieren schon viel länger als Stellen für pflegerisches Entlassungsmanagement. Sie waren mehrere Jahrzehnte lang die einzige Instanz im Krankenhaus, die mit der Sicherstellung der Nachsorge beauftragt war. In einigen Bundesländern ist dieser Auftrag der Sozialdienste gesetzlich festgeschrieben.

Die Entwicklung des pflegerischen Entlassungsmanagements in Deutschland (und in verschiedenen anderen Ländern) entstand aus der Kritik an Defiziten der Entlassungsvorbereitung und Sicherstellung der Nachsorge – damit auch aus der Kritik an den Krankenhaussozialdiensten als Institution. Viele Defizite erwachsen aus fehlgeschlagener Kooperation und unzulänglichen Strukturen im Krankenhaus, nicht aus dem Handeln der Mitarbeiter. Doch ist es ihnen vielfach nicht gelungen, durchgreifende Lösungen zu finden. Vor allem die Frage, wie die pflegerischen Problem- und Bedarfslagen der Patienten aussehen und wie sie aufgefangen werden können, fand über viele Jahre hinweg zu wenig Beachtung. Konzepte des pflegerischen Entlassungsmanagements sind aufgrund einer Leerstelle bei der Unterstützung des Patienten beim Übergang in eine andere Versorgungsumgebung entstanden – und aufgrund der Überzeugung, dass die Behebung dieser Leerstelle ohne die Einbindung pflegefachlicher Expertise nicht möglich ist.

Zu Beginn der Entwicklung des pflegerischen Entlassungsmanagements war die Kooperation zwischen beiden Berufsgruppen vor allem durch Misstrauen und Konkurrenz gekennzeichnet. Es kam sogar vor, dass Krankenhaussozialdienste die Aufgabe der Pflegeüberleitung als originär sozialarbeiterische Aufgabe bezeichneten. Häufig stand die Befürchtung einer Verdrängung aus angestammten Arbeitsfeldern im Vordergrund – teilweise nicht ganz zu Unrecht: Einige Krankenhäuser finanzierten die neuen Stellen für das pflegerische Entlassungsmanagement aus Mitteln, die ursprünglich für den Krankenhaussozialdienst vorgesehen waren. Der Streit um die Zuständigkeit brachte jedoch weder die Sozialdienste noch das pflegerische Entlassungsmanagement weiter.

Glücklicherweise ist die Kontroverse um die Frage, welche der beiden Berufsgruppen für das Entlassungsmanagement hauptverantwortlich ist, in den letzten Jahren abgeflaut. Stattdessen begann eine durch mehr Rationalität gekennzeichnete Diskussion über die Aufgabenteilung und Zusammenarbeit. Entscheidend ist letztlich, welche Kompetenzen die einzelnen Personen mitbringen und wo Stärken oder Schwächen ihrer Qualifikation im Hinblick auf Anforderungen des Entlassungsmanagements liegen. In der Diskussion um Zuständigkeiten sollten starre Grenzziehungen zwischen Pflege und Sozialdiensten, die Alleinzuständigkeiten definieren, vermieden werden. Vielmehr sollte der Grundsatz der multiprofessionellen Zusammenarbeit, in der die beteiligten Berufsgruppen ihre Fachexpertise einbringen, handlungsleitend sein.

Relativ häufig findet man eine Arbeitsteilung, in der Zuständigkeiten je nach Richtung des Übergangs verteilt werden. Das pflegerische Entlassungsmanagement ist dann schwerpunktmäßig für Übergänge in die ambulante Pflege zuständig, während der Sozialdienst den Übergang in die Rehabilitation oder eine stationäre Pflegeeinrichtung koordiniert. Diese Arbeitsteilung leuchtet auf den ersten Blick ein, da spezifische pflegerische Anforderungen beim Übergang des Patienten in ein Heim weniger Bedeutung haben als beim Übergang in die häusliche Pflege. Im Heim sind ja vom ersten Tag an Fachkräfte verfügbar, die den Patienten bei allen Fragen und Problemen unterstützen. Die wichtigste Anforderung besteht darin, eine Einrichtung zu finden und die Kostenfragen zu klären. Ähnliches gilt für die Überleitung in eine Rehabilitationsmaßnahme.

Dennoch sollte diese Arbeitsteilung nicht zu völlig getrennten Abläufen führen, sondern besser als Zuordnung der Federführung und Koordinationsverantwortung verstanden werden. Beim Übergang in eine stationäre Weiterversorgung sollte beispielsweise ein Pflegeüberleitungsbogen von der Pflege und nicht von einer anderen Berufsgruppe erstellt werden, auch wenn die Koordinationsverantwortung ansonsten bei einem Sozialarbeiter liegt.

Zu berücksichtigen sind jedoch noch weitere Fragen. Die Richtung des Übergangs steht zum Teil gar nicht von vornherein fest, sie ist vielmehr ein Ergebnis der Einschätzungen und Gespräche mit den betroffenen Patienten und Angehörigen, die im Verlauf des Entlassungsmanagements durchzuführen sind. In solchen Fällen wird die Zuständigkeit also erst im Verlauf des Prozesses geklärt. Es sollte daher gewährleistet sein, dass keine ungewollten Vorentscheidungen getroffen werden, die weder fachlich gerechtfertigt sind noch den Belangen des Patienten entsprechen. Das ist nicht auszuschließen, wenn es statt eines initialen Assessments, das fest in das Aufnahmeverfahren integriert ist, lediglich ein allgemeines Meldeverfahren gibt. Die Frage, ob ein Entlassungsmanagement erforderlich ist oder nicht, wird dann in der Regel von den Ärzten oder Pflegenden auf der Station entschieden. Bei diesem Meldeverfahren, das in Krankenhäusern mit Sozialdiensten üblich ist und leider auch in Häusern mit pflegerischem Entlassungsmanagement noch häufig vorkommt, kann es leicht zu voreiligen Beurteilungen kommen. Möglicherweise ist der verantwortliche Arzt der Auffassung, die Versorgung zu Hause sei nicht mehr möglich, und übermittelt eine entsprechende Meldung. Wenn danach direkt der Sozialdienst tätig wird – das pflegerische Entlassungsmanagement ist ja für den Übergang in die häusliche Umgebung zuständig –, wird vielleicht nicht mehr ausreichend geprüft, unter welchen Voraussetzungen eine Rückkehr nach Hause doch noch möglich wäre.

Natürlich werden alle Beteiligten sich bemühen, den individuellen Bedarf zu prüfen und sich zu vergewissern, ob tatsächlich ein Heimeintritt notwendig ist. Allerdings finden solche Prozesse oft unter großem Zeitdruck statt, der sich zu Lasten einer sorgfältigen Einschätzung von Möglichkeiten und Grenzen der Weiterversorgung auswirkt. Es geschieht bei einem solchen Meldeverfahren leider noch immer, dass eine entsprechende Mitteilung erst zwei oder drei Tage vor dem Entlassungstermin erfolgt. Hinzu kommt, dass die Annahme eines Arztes, ein Heimeinzug sei erforderlich, große Irritationen und Belastungen bei den betroffenen Patienten und Angehörigen auslösen kann.

Diese Konstellation verdeutlicht noch einmal, weshalb es so wichtig ist, eine initiale Risikoeinschätzung vorzunehmen und auf diesem Weg das Entlassungsmanagement einzuleiten. Der Patient und seine Angehörigen treffen die Entscheidung über die Richtung des Übergangs, unterstützt durch Mitarbeiter des Entlassungsmanagements. Der Arzt und die Pflegenden auf den Stationen leisten lediglich einen Beitrag zur Einschätzung, was möglich ist und was nicht, aber sie sollten keine Vorentscheidung treffen. Vor einer Beurteilung sollte immer eine sorgfältige Einschätzung der Möglichkeiten und Grenzen der häuslichen Versorgung erfolgen, auch und besonders bei schwerkranken und stark pflegebedürftigen Patienten. Die Abläufe des Entlassungsmanagements müssen darauf ausgerichtet sein und den Fehler vermeiden, in den alten Strukturen eines Meldesystems weiterzuarbeiten, das immer schon eine Schwachstelle für die Entlassungsvorbereitung war und den Sozialdiensten den Alltag schwer gemacht hat.

Eine Arbeitsteilung, in der von Fall zu Fall entschieden wird, wer die Koordinationsverantwortung tragen soll, ist weniger anfällig für Schematismus. Voraussetzung hierfür sind gute Kooperationsbeziehungen, die man in immer mehr Krankenhäusern findet. Sozialdienste und Pflegeüberleitung sind teilweise in gemeinsamen Räumlichkeiten oder zumindest Tür an Tür untergebracht. Sie unterstützten und vertreten sich gegenseitig, was angesichts der steigenden Anforderungen bei gleichzeitig knapper Personalausstattung zunehmend wichtiger wird.

Ein Verzicht auf strenge Arbeitsteilung darf andererseits nicht dazu führen, dass sich im Zweifelsfall niemand zuständig fühlt. Ein effektives Entlassungsmanagement setzt eine zentrale Instanz voraus, die den Informationstransfer, die Planung von Maßnahmen und die Herstellung von Kontakten moderiert und den Verlauf des Überleitungsprozesses kontrolliert. Es muss also eine verbindliche Zuordnung der *Federführung* erfolgen.

Es liegt nahe, diese Zuordnung vom Schwerpunkt des Unterstützungsbedarfs des Patienten abhängig zu machen. Immer, wenn pflegerische oder gesundheitliche Fragen im Vordergrund stehen, die eine differenzierte Einschätzung verlangen, wenn es vorrangig um den Aufbau eines Versorgungsarrangements geht, wenn ein Bedarfsschwerpunkt bei der Beratung in pflegerischen Fragen und der Anleitung des Patienten oder der Angehörigen liegt, wäre es sinnvoll, die Federführung der Pflege zuzuschreiben. Stehen dagegen die Einrichtung einer Betreuung, die Einleitung einer Rehabilitation oder Fragen der beruflichen und sozialen Reintegration im Vordergrund, wäre die Federführung sinnvollerweise dem Sozialdienst zuzuordnen. Federführung heißt, dass bei Bedarf eine systematische und abgestimmte Einbindung der Pflege bzw. des Sozialdienstes garantiert ist.

Beim Aufbau und bei der Weiterentwicklung des pflegerischen Entlassungsmanagements ist es auf jeden Fall sinnvoll, die Kooperation mit anderen Berufsgruppen und insbesondere mit den Sozialdiensten zu suchen. Im Mittelpunkt sollte zu Beginn einer solchen Kooperation nicht die Frage nach den Grenzen der jeweiligen Zuständigkeit stehen. Im ersten Schritt sollte vielmehr die Frage beantwortet werden: Welche Aufgaben fallen an und wer bringt das Wissen und die Fertigkeiten mit, die zur Bearbeitung dieser Aufgaben nötig sind? Pflege und Sozialarbeit bzw. Sozialpädagogik können jeweils ein spezifisches fachliches Potenzial vorweisen, das für die Unterstützung der Patienten nutzbar gemacht werden kann.

Es gibt allerdings Kompetenzbereiche, die für beide Berufsgruppen (oder keine von ihnen) charakteristisch sind. Hier hilft nur das gemeinsame Bemühen, ein Arrangement zu finden, das sowohl den fachlichen Anforderungen des pflegerischen Entlassungsmanagements als auch den fachlichen Ansprüchen der Krankenhaus-Sozialarbeit entspricht – und den Bedarfslagen der Patienten, um die es ja letztlich geht.

5.4   Netzwerkarbeit

Das Entlassungsmanagement erfolgt im Idealfall auf der Grundlage einer regelmäßigen und auf Dauer angelegten Zusammenarbeit zwischen dem Krankenhaus, ambulanten Diensten, Hausärzten, Heimen, Selbsthilfeinitiativen und anderen Einrichtungen. Der Übergang verläuft umso reibungsloser, je mehr die Beteiligten aufeinander eingespielt sind und über den Arbeitsbereich, die Arbeitsweise und Leistungsfähigkeit der Kooperationspartner sowie über organisatorische Fragen der Überleitung informiert sind. Die Existenz bzw. Initiierung und Pflege eines solchen Netzwerks ist daher ein wichtiger Aspekt des Entlassungsmanagements. Ähnlich wie beim Case Management kann man auch beim Entlassungsmanagement zwei Handlungsebenen unterscheiden:

- die *Fallebene*, d. h. die Ebene der individuell patientenbezogenen Arbeit, und
- die *Systemebene*, auf der die Einrichtungen ihre jeweiligen Belange aushandeln und Absprachen treffen, die nicht den Einzelfall, sondern allgemeine Fragen der Zusammenarbeit betreffen.

Wenngleich Fragen der Patientenentlassung bereits seit vielen Jahren in der Diskussion sind, sollte nicht unterschätzt werden, wie wichtig es ist, Fragen der Patientenüberleitung immer wieder aufs Neue zu thematisieren und in die Kooperation einzubringen. Die Sensibilisierung aller Beteiligten für die Problem- und Bedarfslagen der Patienten, aber auch für technische und organisatorische Anforderungen der Überleitung stellt eine wichtige Voraussetzung für die erfolgreiche Arbeit dar. Eine reibungslose Überleitung setzt beispielsweise bei den beteiligten Pflegediensten Bereitschaft zur Kooperation und ein Engagement voraus, das über die üblichen Aufgaben hinausreicht. Manchmal ist das Verhältnis zwischen Pflegenden im Krankenhaus, im Heimbereich und im ambulanten Bereich aufgrund eines unterschiedlichen Pflegeverständnisses oder einfach infolge von Informationsdefiziten und Vorurteilen spannungsgeladen. Besondere Herausforderungen entstehen, wenn im Zuge der Überleitung eine Zusammenarbeit zwischen verschiedenen Berufsgruppen hergestellt werden soll.

Die Pflege von Kontakten und eine regelmäßige Information für die wichtigsten externen Kooperationspartner sind daher eine wichtige Teilaufgabe des pflegerischen Entlassungsmanagements. Die Formen, in denen dies geschehen kann, sind vielfältig. Neben der schriftlichen Information und den Übergabegesprächen bei der Überleitung des einzelnen Patienten kommen beispielsweise die Beteiligung an Qualifizierungsmaßnahmen für Mitarbeiter anderer Einrichtungen, die Teilnahme an regionalen Arbeitskreisen, die Mitwirkung in örtlichen Gesundheits- oder Pflegekonferenzen, das Angebot zur Hospitation in der Klinik oder auch besondere Informationsveranstaltungen zu aktuellen Themen (z. B. Veränderungen im Bereich der Pflegeversicherung) in Betracht.

Im Idealfall entsteht im Laufe der Zeit ein regionales Netzwerk aus stationären, teilstationären und ambulanten Diensten, Selbsthilfeinitiativen, externen Beratungsangeboten und anderen Stellen (ggf. auch der Kostenträger), die regelmäßig kooperieren.

Der hierzu erforderliche Aufwand ist allerdings nicht zu unterschätzen. Ein häufiger Fehler beim Aufbau des Entlassungsmanagements und anderer Dienste, die auf Vernetzung angewiesen sind (z. B. ambulantes Case Management), besteht darin, dass die Arbeit auf der Systemebene nicht als eigenständige Aufgabe definiert wird, für die Ressourcen erforderlich sind. Häufig wird davon ausgegangen, dies könne »nebenbei« geschehen, was dann dazu führt, dass neben den vordringlichen Aufgaben der individuellen Patientenüberleitung keine Zeit mehr für die Netzwerkarbeit bleibt. Netzwerkarbeit sollte daher beim Aufbau und bei der Weiterentwicklung des Entlassungsmanagements immer als eigenständige Aufgabe, die Zeit und Ressourcen erfordert, eingeplant werden.

5.5 Entlassungsmanagement, DRGs und koordinierte Versorgung

Die Umstellung der Krankenhausfinanzierung auf ein System, das auf Fallpauschalen beruht, hatte weitreichende Folgen für das Entlassungsmanagement. Ausgehend von den medizinischen Diagnosen werden Krankenhauspatienten einer Fallgruppe zugeordnet, einer *Diagnosis Related Group* (DRG). Diese Fallgruppen werden weiter nach Behandlungsprozeduren und Schweregraden differenziert, wobei unterstellt wird, dass die Patienten einer DRG ähnlichen Versorgungsaufwand zeigen. Die Kosten, die das Krankenhaus für den einzelnen Patienten erstattet bekommt, richten sich nach der jeweiligen DRG, unabhängig davon, wie umfangreich die Versorgung tatsächlich ist und wie früh der Patient entlassen wird. Die Bezahlung hängt also nicht mehr von der Verweildauer des Patienten ab. Anders die Kosten: Je länger der Patient bleibt, umso mehr Ressourcen muss das Krankenhaus aufbringen. Überschreiten die Kosten den Satz, der für eine DRG vorgesehen ist, macht das Krankenhaus einen Verlust.

Das DRG-System beinhaltet damit einen starken Anreiz zur Rationalisierung sowie zur schnellen Behandlung und frühzeitigen Entlassung, die die Erlössituation des Krankenhauses verbessert. Die Erfahrung seit Einführung der DRGs zeigt, dass es tatsächlich zu der intendierten Verkürzung der Krankenhausverweildauer gekommen ist. Besonders in Krankenhäusern, die ökonomisch unter Druck stehen, ist die Tendenz zur sehr frühen Entlassung zu beobachten. Kommt es zu einer Diskrepanz zwischen Kosten und Erlösen, so überlagern wirtschaftliche Notwendigkeiten die Frage, ob eine frühe Krankenhausentlassung Probleme für Patienten und Angehörige nach sich ziehen könnte.

Die Tendenz zur frühen Entlassung hat für das Entlassungsmanagement mehrere Konsequenzen. Zunächst einmal verringern sich die zeitlichen Spielräume. Schon vor Einführung der DRGs gerieten die für das Entlassungsmanagement zuständigen Stellen oft in Zeitdruck, weil die Meldungen von den Stationen, dass Patienten Unterstützung benötigen, erst spät eintrafen. Dieses Problem hat sich mit den DRGs weiter verschärft. Die Fristen, in denen das Entlassungsmanagement tätig werden muss, sind nunmehr noch kürzer geworden. Dadurch entstehen höhere Anforderungen und größere Schwierigkeiten, bestimmte Grundsätze einzuhalten. Das gilt beispielsweise für die Einbeziehung der Patienten und Angehörigen, die ja nicht permanent als Gesprächspartner zur Verfügung stehen – die Patienten nicht, weil sie zum Teil die Belastungen der medizinischen Behandlung verkraften müssen, und die

Angehörigen nicht, weil sie sich nicht ständig im Krankenhaus aufhalten. Darüber hinaus wächst der Druck bei allen Maßnahmen, die einen zeitlichen Vorlauf brauchen, was bei den meisten Maßnahmen des pflegerischen Entlassungsmanagements der Fall ist. Die Durchführung von Anleitungen und Schulungsmaßnahmen benötigt eine gewisse Vorbereitung. Jedes Antragsverfahren erfordert Zeit, selbst wenn mit manchen Kooperationspartnern Vereinbarungen zur Verfahrensbeschleunigung getroffen wurden. Die Chancen, dass Medizinische Dienste, Sanitätshäuser, Pflegedienste und andere Organisationen tätig werden können, wenn es aus der Sicht des Patienten erforderlich ist, sind gering, wenn sie mehr oder weniger ad hoc reagieren müssen. Noch einmal sei deshalb an dieser Stelle darauf hingewiesen, wie wichtig es ist, dass das Entlassungsmanagement frühzeitig eingeleitet wird und schon direkt bei der Krankenhausaufnahme geprüft wird, inwieweit ein Bedarf an Unterstützung des jeweiligen Patienten besteht.

Eine weitere Konsequenz der Einführung des DRG-Systems besteht darin, dass die Patienten das Krankenhaus mit schwerwiegenderen gesundheitlichen Problemen als in früheren Jahren verlassen. Das kann dazu führen, dass die Vorbereitung der Anschlussversorgung aufwändiger ist und größere Schwierigkeiten mit sich bringt. Je früher die Entlassung erfolgt, umso schlechter ist bei einigen Patienten abzusehen, welche Unterstützung sie auf längere Sicht benötigen werden. In der Kurzzeitpflege ist dieser Wandel bereits seit Längerem spürbar. Teilweise kommen die Patienten in einem Zustand bzw. mit einem Bedarf, der die Möglichkeiten der Kurzzeitpflege übersteigt.

Zugleich wächst die Bedeutung des Entlassungsmanagements – nicht nur für die Patienten und Angehörigen, sondern auch für die Krankenhäuser, die dies leider nicht immer in vollem Umfang erkennen. Ein Krankenhaus kann es sich auf Dauer kaum leisten, Patienten frühzeitig in eine ungesicherte Versorgungssituation zu entlassen. In den Vereinigten Staaten zog die Einführung des DRG-Systems einen erheblichen Aufschwung des Entlassungsmanagements nach sich, weil man feststellte, dass es die Voraussetzungen für frühe Entlassungen verbesserte und zugleich dazu beitrug, Qualitätsprobleme, wie ungeplante Wiederaufnahmen in das Krankenhaus, zu vermeiden. Insbesondere entstanden die schon beschriebenen Modelle der Übergangsversorgung, die sich in dieser Hinsicht als besonders effektiv erwiesen.

Das DRG-System fördert außerdem Ansätze zur planvollen Nutzung der personellen und sachlichen Ressourcen. Dies lässt sich mit einer sorgfältigen internen Prozesssteuerung eher erreichen als mit einem Behandlungsablauf, der vom jeweiligen behandelnden Arzt individuell gestaltet wird. In mehreren Ländern mit einem Vergütungssystem dieser Art setzte daher nach dessen Einführung die Entwicklung von Versorgungspfaden ein. Diese Versorgungsprogramme werden in verschiedenen Bereichen genutzt, in der Gastroenterologie und Chirurgie ebenso wie in der Pädiatrie oder der Orthopädie. Interdisziplinäre Versorgungspfade umfassen alle oder fast alle der im gegebenen Fall erforderlichen Leistungen sämtlicher Berufsgruppen. Mitunter finden sich auch Pfade, die einrichtungsübergreifend ausgerichtet sind (Dykes/Wheeler 2002).

In Bereichen, in denen mit Versorgungspfaden gearbeitet wird, steht der voraussichtliche Entlassungszeitpunkt zu Beginn der Versorgung bereits fest, und die Versorgung ist darauf ausgerichtet, die Entlassung zum vorgesehenen Zeitpunkt zu ermöglichen. Die Zeitplanung stellt zwar kein Dogma dar, da unvorhersehbare Veränderungen der gesundheitlichen Situation des Patienten immer eine Revision der Planung erforderlich machen können. Im Prinzip gilt aber, dass es einen frühzeitig bekannten Entlassungstermin gibt, was für alle Beteiligten – auch für das Entlassungsmanagement – mehr Planungssicherheit mit sich bringt. Es ist möglich, das Entlassungsmanagement als einen festen Bestandteil in klinische Pfade »einzubauen«. Wo dies gelingt und im Krankenhausalltag auch tatsächlich gelebt wird, sind Probleme einer mangelhaften Entlassungsvorbereitung oder Versorgungsengpässe nach der Entlassung selten.

Parallel zu diesen Entwicklungen ist zu beobachten, dass sich der Gesetzgeber verstärkt darum bemüht, die Koordination und Integration der gesundheitlichen Versorgung zu verbessern. Dazu gehört die Schaffung von gesetzlichen Grundlagen für eine *Integrierte Versorgung* (IV), die ein besseres Zusammenwirken der Leistungserbringer bewirken sollen. IV-Verträge ermöglichen es, auch sektorübergreifend Behandlungsprogramme zu definieren und dafür eine pauschale Finanzierung mit den Kostenträgern zu vereinbaren. Bislang ist die Integrierte Versorgung allerdings stark medizinorientiert. Zwar ist es auch möglich, Pflegeeinrichtungen in Verträge zur Integrierten Versorgung einzubeziehen, bislang geschieht dies jedoch noch sehr selten.

Die aktuellen Entwicklungen und die Gesetzgebung der letzten Jahre, insbesondere die Aufnahme des Entlassungsmanagements als Bestandteil der Krankenhausbehandlung (§ 39 Abs. 1a SGB V), unterstreichen das Bestreben nach besserer Vernetzung, Koordination und Integration der Versorgung. Fragen der pflegerischen Versorgung erfahren dabei einerseits mehr Aufmerksamkeit als in der Zeit vor Einführung der Pflegeversicherung. Andererseits dominiert die Frage nach der ärztlichen Behandlung und die Kooperation mit der Medizin im Zweifelsfall das Geschehen, wie dies insbesondere im Zusammenhang mit der Umsetzung des »Rahmenvertrags Entlassmanagement« deutlich wurde. Dem pflegerischen Entlassungsmanagement kommt daher nicht nur vor dem Hintergrund der demografischen Entwicklung und des Wandels der Patientenstruktur eine zunehmende Bedeutung zu. Um eine interdisziplinäre Vernetzung, Koordination und Integration der Versorgung tatsächlich zu erreichen, sind etablierte, fest verankerte und gut vernetzte Stellen für das pflegerische Entlassungsmanagement erforderlich. Externe Stellen außerhalb des Krankenhauses, etwa in Form der umfassenden Pflegeberatung nach dem SGB XI, können eine Instanz, die vom Krankenhaus aus agiert, nicht ersetzen.

Die Einführung des DRG-Systems und die anderen angesprochenen Entwicklungen haben, so lässt sich zusammenfassen, einen tiefgreifenden und vermutlich langanhaltenden Umstrukturierungsprozess in der Akutversorgung ausgelöst, von dem das Entlassungsgeschehen in besonderer Weise betroffen ist. Man darf davon ausgehen, dass es ohne Etablierung geeigneter Konzepte des Entlassungsmanagements entweder zu einer deutlichen Zunahme von Qualitätsproblemen kommt oder dass die aus Kostengründen notwendige Effektivitätssteigerung – einschließlich früher Entlassungen – nicht realisiert werden kann.

Schlussbemerkung

Das pflegerische Entlassungsmanagement in Deutschland steht nicht mehr ganz am Anfang seiner Entwicklung, aber es ist nach wie vor als ein vergleichsweise neues Handlungsfeld anzusehen. Charakteristisch ist, dass die allmähliche Verbreitung von pflegerischen Ansätzen des Entlassungsmanagements in eine Zeit fällt, in der im Krankenhausbereich zahlreiche Umstrukturierungen stattfinden, die Anpassungen und neue konzeptionelle Ideen verlangen. Diese Entwicklung bringt Chancen mit sich, aber auch Probleme und Risiken. Da es sich beim pflegerischen Entlassungsmanagement um ein komplexes Handlungsfeld mit zahlreichen Aufgaben handelt, besteht immer eine gewisse Gefahr, dass unter zunehmendem Arbeits- und Verantwortungsdruck Teilbereiche weniger fachgerecht bearbeitet werden als es notwendig wäre. Der ausgeprägte Trend zur Rationalisierung von Abläufen und die meist geringen personellen Ressourcen bieten nicht gerade eine gute Voraussetzung für gute Qualität. Hinzu kommt die Dominanz der Frage der medizinischen Versorgungskontinuität, die in den letzten Jahren die Frage nach sozialen Hilfen oder pflegerischer Unterstützung plötzlich wieder in den Hintergrund drängt.

Es ist daher keine leichte Aufgabe, eine Krankenhausleitung von der Notwendigkeit des Auf- oder Ausbaus des pflegerischen Entlassungsmanagements zu überzeugen. Die Folgen misslungener Überleitungen sind für die meisten Mitarbeiter im Krankenhaus nicht unmittelbar sichtbar. Natürlich wird wahrgenommen, wenn Patienten kurz nach der Entlassung aufgrund unzureichender Pflege wieder im Krankenhaus aufgenommen werden. Viele andere poststationäre Probleme und Entwicklungen sind jedoch weniger spektakulär und dringen nicht bis ins Krankenhaus durch. Dies hat es immer schon schwierig gemacht, hier Sensibilität für die Frage des Übergangs zu wecken.

Ein Blick in andere Länder zeigt gewisse Entwicklungslinien des pflegerischen Entlassungsmanagements. Meist beginnt der Aufbau, ähnlich wie in Deutschland, mit der Einrichtung von zentralen Stellen für Pflegeüberleitung. Häufig folgt darauf eine Phase der Verbesserung von Konzepten, in denen besonders Beratungs- und Anleitungsaufgaben stärker gewichtet werden. Im weiteren Verlauf ist dann eine Ausdifferenzierung verschiedener Organisationsformen und eine Verknüpfung des Entlassungsmanagements mit anderen Funktionen und Aufgaben der Pflege festzustellen. Ein wichtiger Entwicklungsstrang ist die Verknüpfung von Entlassungsmanagement und internen Steuerungskonzepten, die unter dem Begriff »Case Management« zusammengefasst werden. Ein weiterer Strang ist die Integration des Entlassungsmanagements in strukturierte Versorgungsprogramme, und schließlich ist auf die Erweiterung in Richtung Übergangsversorgung hinzuweisen. Konzepte der Übergangsversorgung, mit denen sich die Unterstützung durch das Krankenhaus in die häusliche Umgebung hinein verlängert, versprechen wirksame Hilfen für die Patienten und Angehörigen und auch überzeugende ökonomische Erfolge. Ihre Umsetzung wirft allerdings – weil sie quer zu den heutigen Finanzierungsstrukturen liegt – einige Schwierigkeiten auf.

Vor dem Hintergrund dieser Entwicklungen bleibt das Entlassungsmanagement ein spannendes, im Wandel befindliches pflegerisches Arbeitsfeld, in dem die Beteiligten immer wieder aufgefordert sind, neue Ideen zu entwickeln, umzusetzen und zu bewerten. Rezepte kann es auf diesem Feld nicht geben, nur grundlegende fachliche Standards, die in jedem Organisationskonzept von Bedeutung sind. Das vorliegende Buch soll u. a. diejenigen, die Verantwortung im Bereich des Entlassungsmanagements tragen, dazu anregen, diese Standards ernst zu nehmen und kreative Lösungen für Anforderungen und Probleme des Versorgungsalltags zu suchen. Beides ist Voraussetzung dafür, die Patienten und Angehörigen bei der Bewältigung des Übergangs aus dem Krankenhaus in eine neue Versorgungsumgebung wirksam zu unterstützen.

Literatur

Bakewell-Sachs, S./Carlino, H./Ash, L./Thurber, F./Guyer, K./Deatrick, J.A./Brooten, D. (2000): Home care considerations for chronic and vulnerable populations. Nurse Practitioner Forum 11, Nr. 1, 65–72.

Cramer, H./Wingenfeld, K. (2014): Die Einschätzung des pflegerischen Unterstützungsbedarfs kranker Kinder und ihrer Eltern. Projektbericht. Veröffentlichungsreihe des Instituts für Pflegewissenschaft an der Universität Bielefeld (IPW), P14-151. Bielefeld: IPW

Daly, S./Sawchuk, P.J./Wertenberger, D.H. (2000): Sending the elderly home. Assessing the risk. The Canadian Nurse, Nr. 3, 27–30.

Dendukuri, N./McCusker, J./Belzile, E. (2004): The Identification of Seniors At Risk Screening Tool: Further Evidence of Concurrent and Predictive Validity. Journal of the American Geriatrics Society 52, Nr. 2, 290–296.

Destatis – Statistisches Bundesamt (Hrsg.) (2018): Pflegestatistik 2017. Pflege im Rahmen der Pflegeversicherung. Deutschlandergebnisse. O. O: Statistisches Bundesamt.

DNQP – Deutsches Netzwerk für Qualitätsentwicklung in der Pflege (Hrsg.) (2004): Expertenstandard Entlassungsmanagement in der Pflege. Entwicklung – Konsentierung – Implementierung. Osnabrück: DNQP.

DNQP – Deutsches Netzwerk für Qualitätsentwicklung in der Pflege (Hrsg.) (2009): Expertenstandard Entlassungsmanagement in der Pflege. 1. Aktualisierung 2009. Osnabrück: DNQP.

DNQP – Deutsches Netzwerk für Qualitätsentwicklung in der Pflege (Hrsg.) (2019): Expertenstandard Entlassungsmanagement in der Pflege. 2. Aktualisierung 2019. Osnabrück: DNQP.

Dykes, P.C./Wheeler, K. (Hrsg.) (2002): Critical Pathways – Interdisziplinäre Versorgungspfade: DRG-Management-Instrumente. Bern: Huber.

Engeln, M./Hennes, H.-J./Stehling, H./Ziegenbein, R. (2006): Der Blaylock-Risk-Assessment-Score (Modifizierter BRASS-Index) als Initialassessment im multiprofessionellen Entlassungsmanagement. PrInterNet 8, Nr. 10, 545–549.

Ewers, M./Schaeffer, D. (Hrsg.) (2005): Case Management in Theorie und Praxis. 2. Auflage. Bern: Huber.

Holland, D.E./Harris, M.R./Pankratz, S./Closson, D.C./Matt-Hensrud, N./Severson, M.A. (2003): Prospective Evaluation of a Screen for complex Discharge Planning in Hospitalized Adults. Journal of the American Geriatrics Society 51, Nr. 5, 678–682.

Jackson, M.F. (1994): Discharge planning: issues and challenges for gerontological nursing. A critique of the literature. Journal of Advanced Nursing 19, Nr. 3, 492–502.

Jacobs, V. (2000): Informational needs of surgical patients following discharge. Applied Nursing Research 13, Nr. 1, 12–18.

Joosten, M. (1997): Die Pflege-Überleitung. Vom Krankenhaus in die ambulante Betreuung und Altenheimpflege. Bremen: Altera.

Meleis, A.I. (Hrsg.) (2010): Transitions Theory. Middle Range and Situation Specific Theories in Nursing Research and Practice. New York: Springer.

Naylor, M.D./Brooten, D./Campbell, R./Jacobsen, B.S./Mezey, M.D./Pauly, M.V./Schwartz, J.S. (1999): Comprehensive discharge planning and home follow-up of hospitalized elders: a randomized clinical trial. Journal of the American Medical Association 281, Nr. 7, 613–620.

Orem, D.E. (1997): Eine Theorie der Pflegepraxis. In: Schaeffer, D./Moers, M./Steppe, H./Meleis, A. (Hrsg.): Pflegetheorien. Beispiele aus den USA. Bern: Huber, 85–96.

Phelan, M./Slade, M./Thornicroft, G./Dunn, G./Holloway, F./Wykes, T./Strathdee, G./McCrone, P./Haywood, P. (1995): The Camberwell Assessment of Need: the validity and reliability of an instrument to assess the needs of people with severe mental illness, British Journal of Psychiatry 167, Nr. 5, 589–595.

Rorden, J.W./Taft, E. (1990): Discharge planning guide for nurses. Philadelphia: Saunders.

Schaeffer, D./Schmidt-Kaehler, S. (2012): Lehrbuch Patientenberatung. 2., vollständig überarbeitete und erweiterte Auflage. Bern: Huber.

Schiemann, D./Moers, M./Büscher, A. (Hrsg.) (2017): Qualitätsentwicklung in der Pflege. Konzepte, Methoden und Instrumente. 2., aktualisierte Auflage. Stuttgart: Kohlhammer.

Shyu, Y.-I.L. (2000): The needs of family caregivers of frail elders during the transition from hospital to home: a Taiwanese sample. Journal of Advanced Nursing 32, Nr. 3, 619–625.

von Spiegel, H. (2004): Methodisches Handeln in der Sozialen Arbeit. Grundlagen und Arbeitshilfen für die Praxis. München, Basel: Ernst Reinhardt Verlag.

Wingenfeld, K. (2005): Die Entlassung aus dem Krankenhaus. Institutionelle Übergänge und gesundheitlich bedingte Transitionen. Bern: Huber.

Wingenfeld, K. (2009): Nebendiagnose Demenz. Demenzkranke brauchen Zeit, Empathie und personelle Kontinuität. Die Schwester/Der Pfleger 48, Nr. 3, 216–221.

Wingenfeld, K./Joosten, M./Müller, C./Ollendiek, I. (2007): Pflegeüberleitung in Nordrhein-Westfalen: Patientenstruktur und Ergebnisqualität. Veröffentlichungsreihe des Instituts für Pflegewissenschaft an der Universität Bielefeld (IPW), P07–137. Bielefeld: IPW.

Stichwortverzeichnis

Anhang

Anhang A: Profil eines Risikoscreenings

Beim jetzigen Stand der Forschung lässt sich schlecht sagen, welche der verfügbaren Instrumente für das initiale Assessment sinnvoll eingesetzt werden können. Der Expertenstandard (DNQP 2019) nennt einige Instrumente, die explizit zu diesem Zweck entwickelt worden sind, aber sie weisen zumindest punktuelle Schwächen auf. Deshalb lässt der Standard es zu, dass die Krankenhäuser eigene Festlegungen für die Risikoerfassung treffen.

Ganz beliebig ist die Lösung der Frage des Risikoscreenings allerdings nicht. Der Standard verlangt eine kriteriengestützte Einschätzung, also eine Einschätzung, die nach einheitlichen Regeln und mit Hilfe von klaren Kriterien erfolgt. In allen Bereichen des Entlassungsmanagements sind außerdem Forschungsergebnisse zu berücksichtigen. Im Falle des initialen Assessments lassen sich aus der Forschung die Themen und Inhalte ableiten, die bei diesem Assessment wichtig sind. Abgesehen davon sollten Krankenhäuser allerdings ein starkes Eigeninteresse an einem professionellen Screening haben. Mängel des Instruments oder des Verfahrens können aufgrund der zentralen Bedeutung des Risikoscreenings weitreichende Folgen für das gesamte Entlassungsmanagement haben.

Das folgende Beispiel zeigt ein sehr einfaches Instrument, das Kriterien verwendet, die sich durchweg auf wichtige Risikofaktoren beziehen. Es handelt sich um die in Kapitel 2.1 vorgestellten Faktoren (► Kap. 2.1). Man kann natürlich nicht behaupten, dass damit sämtliche Risikofaktoren abgedeckt sind; die wichtigsten sind aber berücksichtigt.

Das Beispiel zeigt ein Instrument, bei dem kein Punktwert zur Darstellung des Risikos verwendet wird. Vielmehr ist davon auszugehen, dass es bereits genügt, wenn eines der Kriterien zutrifft. Unter dieser Voraussetzung wäre dann das differenzierte Assessment durchzuführen, mit dem ermittelt wird, ob ein ungedeckter Bedarf vorliegt oder nicht.

Beispiel für ein kriteriengestütztes initiales Assessment

Bitte Zutreffendes ankreuzen:

☐ Mehrfache Krankenhausaufenthalte innerhalb des letzten Jahres
☐ Aktuelle Krankenhausaufnahme ist eine ungeplante Wiederaufnahme innerhalb von wenigen Tagen oder Wochen
☐ Prästationäre Pflegebedürftigkeit
☐ Hinweise auf kognitive Einbußen, psychische Störungen oder Verhaltensauffälligkeiten
☐ Voraussichtlich andauernde, erhebliche Beeinträchtigungen der Mobilität/Motorik und/oder erhöhtes Sturzrisiko
☐ Erhebliche Beeinträchtigung der Sinneswahrnehmung
☐ Alter höher als 70 oder geringer als 16 Jahre
☐ Voraussichtlich andauernde hohe Anforderungen und Belastungen nach der Entlassung (z. B. Schmerzsymptomatik, hohe Selbstpflegeanforderungen, hohe therapeutische Anforderungen)
☐ Hinweise auf eine prekäre Lebens- oder Versorgungssituation
☐ Infauste Prognose

Anmerkungen: ....
....

Anhang B: Inhaltliche Dimensionen eines differenzierten Assessments

Im vorliegenden Buch wurde kein bestimmtes Einschätzungsinstrument empfohlen. Um Anregungen zu geben, nach welchen Kriterien Einschätzungsinstrumente geprüft und wie ggf. eigene Instrumente zur Bedarfseinschätzung entwickelt werden können, werden im Folgenden die Inhalte des Instruments CANE (Camberwell Assessment of Needs for the Elderly – Phelan et al. 1995) beschrieben[10].

Dieses Instrument ist in vielerlei Hinsicht interessant und anregend. Zum einen erfolgt eine integrierte Darstellung von Problemen, Ressourcen und Bedarfsformulierungen wie sie bereits in Kapitel 2.2 beschrieben wurde (► Kap. 2.1). Zum anderen vermeidet das Instrument eine Verengung auf somatische Gesichtspunkte, vermut-

---

10 Dies sollte nicht als Empfehlung zur Nutzung des Instruments im Rahmen des Entlassungsmanagements verstanden werden. Es spricht allerdings auch nichts dagegen. CANE ist – neben anderen – sicherlich ein brauchbares Instrument für das Entlassungsmanagement.

lich aufgrund des psychiatrischen Erfahrungshintergrunds der Entwickler. CANE liefert ein gutes Raster, mit dem sich eigene Instrumente überprüfen und ggf. Lücken erkennen lassen. Die Auflistung ist weitgehend selbstsprechend.

CANE unterscheidet 24 Themenbereiche, zu denen jeweils eine Einschätzung vorgenommen wird:

1. Wohnsituation: Lebt die Person in einer geeigneten Wohnung und Wohnumgebung?
2. Haushaltsführung: Hat die Person Schwierigkeiten, die Wohnung sauber und in Ordnung zu halten und Risiken durch Strom, Feuer oder andere Dinge zu vermeiden?
3. Ernährung: Gibt es Schwierigkeiten bei der Sicherstellung einer ausreichenden und adäquaten Ernährung?
4. Selbstversorgung: Bestehen Schwierigkeiten mit der Selbstversorgung (Körperpflege, sich kleiden und andere Alltagsverrichtungen)?
5. Versorgungsverantwortung für andere Menschen: Hat die Person Schwierigkeiten, ihre Versorgungsverantwortung für andere Menschen wahrzunehmen (sofern eine solche Verantwortung gegeben ist)?
6. Tagesaktivitäten: Gibt es Schwierigkeiten mit gewöhnlichen Alltagsaktivitäten (soziale Kontakte, Berufstätigkeit, Freizeit, Schule und Ausbildung)?
7. Gedächtnis: Hat die Person Gedächtnisprobleme?
8. Sehen, Hören und Kommunizieren: Liegt ein Problem mit der Sehfähigkeit oder dem Gehör vor?
9. Mobilität und Stürze: Weist die Person eine beeinträchtigte Mobilität auf? Kommt es zu Stürzen oder gibt es Probleme bei der Verwendung von öffentlichen Verkehrsmitteln?
10. Kontinenz: Liegt eine Inkontinenz oder ein anderes Problem mit dem Ausscheidungsverhalten vor?
11. Physische Gesundheit: Gibt es körperliche Gesundheitsprobleme (vor dem Krankenhausaufenthalt) und befindet sich die Person deshalb in Behandlung?
12. Medikamente und Drogengebrauch: Liegen Probleme mit der Einnahme von Medikamenten vor? Gibt es Anhaltspunkte für eine Medikamentenabhängigkeit oder eine Abhängigkeit von anderen Mitteln?
13. Psychiatrisch relevante Symptome: Zeigt die Person psychische Störungen wie wahnhafte Ideen, Halluzinationen, Denkstörungen oder Apathie? Befindet sie sich in psychiatrischer Behandlung oder erhält sie Medikamente zur Behandlung psychischer Probleme?
14. Psychische Belastung: Zeigt die Person Anzeichen psychischer Belastungen (Ausgeprägte Ängstlichkeit, Sorgen, Traurigkeit, Depression etc.)?
15. Information: Ist die Person ausreichend informiert über ihre gesundheitliche Situation und die Behandlung bzw. andere Formen der Unterstützung?
16. Absichtliche Selbstgefährdung: Zeigt die Person Tendenzen zur Selbstgefährdung?
17. Unbeabsichtigte Selbstgefährdung: Liegt ein erhöhtes Risiko vor, sich ohne Vorsatz selbst zu gefährden (z. B. beim Umgang mit Gas oder Strom oder auch das Risiko, sich zu verlaufen und nicht mehr nach Hause zurückzufinden)?

18. Gefährdung durch andere: Gibt es Anzeichen der Vernachlässigung oder Misshandlung durch andere Personen?
19. Verhalten: Verhält sich die Person gegenüber anderen Menschen störend, drohend, aggressiv oder direkt gefährdend?
20. Alkoholkonsum: Hat die Person Probleme, ihren Alkoholkonsum zu kontrollieren?
21. Soziale Kontakte: Hat die Person einen Unterstützungsbedarf bei der Aufrechterhaltung sozialer Kontakte?
22. Intime Beziehungen: Gestaltung der Beziehung zu Lebenspartnern, Angehörigen oder engen Freunden
23. Geld: Hat die Person Probleme im Umgang mit Geld oder liegt eine Armutsgefährdung vor?
24. Unterstützungsleistungen: Erhält die Person tatsächlich alle Unterstützungsleistungen, auf die sie einen Anspruch hat?

Ergänzend zu diesen Einschätzungen, die sich auf den Patienten beziehen, erfolgt eine zusammenfassende Einschätzung der Situation der Angehörigen. Diese Einschätzung konzentriert sich auf

- den Informationsbedarf: Sind die Angehörigen über den gesundheitlichen Zustand des Patienten informiert? Sind sie informiert über die in Betracht kommenden Unterstützungsleistungen für den Patienten und sie selbst?
- psychische Belastung: Wie stark fühlen sich die Angehörigen belastet? Geben sie an, Entlastung zu benötigen?

Das Schema, nach dem die Einschätzung erfolgt, ist bei allen Punkten im Grundsatz ähnlich. Zunächst wird festgestellt, ob ein Problem existiert, beispielsweise im Bereich der Mobilität. Wird festgestellt, dass kein Problem bzw. kein Bedarf vorliegt, wird die Einschätzung mit dem nächsten Punkt fortgesetzt. Besteht ein Problem, so wird zunächst erfasst, welche Unterstützung der Patient von seinen Angehörigen oder anderen Bezugspersonen erhält. Ergänzend dazu wird festgestellt, welche Hilfen von professionellen Diensten geleistet werden und ob diese Hilfen den Bedarf decken. Anschließend erfolgt die Einschätzung, ob der Patient die *richtigen* Hilfen erhält (die Hilfen, die seinem Bedarf entsprechen) und ob er selbst meint, dass sein Bedarf ausreichend gedeckt ist. Abschließend erfolgt eine Gesamteinschätzung und die Beantwortung der Frage, welche Probleme bzw. Bedarfslagen bislang nicht ausreichend abgedeckt sind.

Mit dem Instrument CANE kann man sicherlich alle wichtigen Lebensbereiche erfassen. Möglicherweise müssen nicht alle Punkte des Instruments in gleicher Weise in ein Assessment aufgenommen werden, allerdings ist die Einschätzung weniger zeitaufwändig als es auf den ersten Blick erscheinen mag.

Das differenzierte Assessment ist die Grundlage eines professionellen pflegerischen Entlassungsmanagements, deshalb sollte man nicht ausgerechnet an dieser Stelle versuchen, Zeit zu sparen. Leider gibt es noch sehr wenige Instrumente, die auf das Entlassungsmanagement zugeschnitten sind, in der Praxis überzeugende Ergebnisse liefern und gut zu handhaben sind. Es ist daher auf jeden Fall lohnenswert, sich verschiedene Instrumente anzusehen und sie (oder Teile von ihnen) auch einmal probeweise im Alltag zu verwenden.

Anhang C: Überprüfung einer Konzeption

Es gibt kein Patentrezept für die Erstellung einer schriftlichen Konzeption für das Entlassungsmanagement in einem Krankenhaus. Wie genau welcher Sachverhalt geregelt werden muss, hängt sehr stark von den individuellen Rahmenbedingungen einer Klinik ab. Auch die gewählte Organisationsform des Entlassungsmanagements ist von großer Bedeutung. Die Konzeption eines Case Managements, mit dem interne Steuerungsaufgaben und Entlassungsvorbereitung integriert werden, erfordert andere Festlegungen und Schwerpunktsetzungen als der Aufbau einer Stelle für Pflegeüberleitung. Die folgende Auflistung benennt diejenigen Punkte, die in einer Konzeption für das pflegerische Entlassungsmanagement berücksichtigt werden sollten. Aus den genannten Gründen ist sie jedoch nicht als *vollständige* Aufstellung zu verstehen.

Die Liste soll Krankenhäusern, die bereits über ein pflegerisches Entlassungsmanagement verfügen, dabei helfen, ihr Konzept zu überprüfen und ggf. weiterzuentwickeln. Einrichtungen, die das Entlassungsmanagement neu aufbauen wollen, können die Liste verwenden, um zu überprüfen, ob sie alle wichtigen Fragen berücksichtigt haben. Konzeptionen, die zu jedem der aufgeführten Punkte klare Festlegungen enthalten, bieten eine sehr gute Grundlage für den Arbeitsalltag, die regelmäßige Selbstevaluation und die Weiterentwicklung des Entlassungsmanagements.

A Organisatorischer Rahmen

☐ Organisationsform des pflegerischen Entlassungsmanagements
☐ Benötigte und verfügbare personelle Ressourcen (Vollzeitstellen)
☐ Anforderungen an die formale Qualifikation und weitergehenden Kompetenzen der Fachkräfte, die für das Entlassungsmanagement zuständig sind
☐ Verantwortungsbereich und Befugnisse der Fachkräfte
☐ Interne Kooperation, insbesondere mit den behandelnden Ärzten und Sozialdiensten
☐ Arbeitsbereiche des Entlassungsmanagements (bestimmte Abteilungen?)
☐ Dienstrechtliche Einordnung der Stelle für pflegerisches Entlassungsmanagement
☐ Räumlichkeiten (Büros, Räume für Beratungsgespräche, Fallbesprechungen etc.)

B Verfahren des Entlassungsmanagements
Initiales Assessment

☐ Kriterien für das initiale Assessment und Festlegung, unter welchen Voraussetzungen der nächste Schritt (differenziertes Assessment) eingeleitet werden soll

☐ Zuständigkeit für die Durchführung des initialen Assessments

☐ Festlegung, wann und in welcher Situation das initiale Assessment durchzuführen ist

☐ Vorgabe, durch wen und wie das Ergebnis an die Stelle für Entlassungsmanagement weitergeleitet wird (bei entsprechender Arbeitsteilung mit den Stationen)

☐ Regelungen zum Umgang mit Situationen, in denen ein Risiko für poststationäre Probleme erst im Verlauf des Krankenhausaufenthalts festgestellt wird

Differenziertes Assessment

☐ Instrumente für das differenzierte Assessment bzw. Festlegung der Inhalte des Assessments

☐ Zuständigkeit für das differenzierte Assessment

☐ Festlegung, wann das differenzierte Assessment durchzuführen ist

☐ Voraussetzungen, unter denen ein Kurzassessment ausreicht (falls ein Kurzassessment vorgesehen ist)

☐ Vorgaben zur Einschätzung der Möglichkeiten und der Bereitschaft der Angehörigen zur Übernahme pflegerischer Verantwortung nach der Krankenhausentlassung

☐ Einbeziehung anderer Berufsgruppen in das differenzierte Assessment

Maßnahmenplanung

☐ Zeitpunkt der Erstellung und Überprüfung der Maßnahmenplanung

☐ Art und Weise der Einbeziehung der Patienten und Angehörigen

☐ Instrument/Dokumentation für die Maßnahmenplanung

Information, Beratung, Anleitung und Schulung

☐ Angaben, welche schriftlichen Informationsmaterialien zur Verfügung stehen sollen

☐ Zuständigkeit für die Durchführung von Beratung, Anleitung und Schulung, die in der individuellen Maßnahmenplanung aufgeführt sind

☐ Kooperation zwischen Stellen für Entlassungsmanagement und den Mitarbeitern der Krankenhausstationen in diesem Aufgabenbereich

☐ Anleitungs- und Schulungsangebote für Angehörige

☐ Zeitpunkt umfangreicherer Anleitungen des Patienten und/oder der Angehörigen

Kooperation und Koordination

☐ Kommunikation der beteiligten Berufsgruppen über den Entlassungstermin

☐ Definition der Möglichkeiten, bei noch nicht gesicherter Weiterversorgung einen Aufschub des Entlassungstermins zu erwirken

☐ Zuständigkeit für die Erstellung eines Überleitungsbogens

☐ Regelungen für die Dokumentation aktueller Angaben zur vorangegangenen und geplanten medizinischen Versorgung sowie zu den ärztlichen Diagnosen im Überleitungsbogen

☐ Voraussetzungen, unter denen ein Kurzbericht ausreicht

☐ Adressaten des Überleitungsbogens

☐ Zeitpunkt und Art der Übermittlung des Überleitungsbogens an die Adressaten

☐ Zuständigkeit für die Vorbereitung und Durchführung von Übergabegesprächen mit Mitarbeitern anderer Einrichtungen

Überprüfung der Entlassungsplanung

☐ Zeitpunkt der Überprüfung der Entlassungsplanung

☐ Zuständigkeit für die Überprüfung

☐ Einbeziehung des Patienten und der Angehörigen in die Überprüfung

☐ Vorgabe, welche Punkte überprüft werden sollen

Überprüfung der Situation nach der Entlassung

☐ Zuständigkeit für die Kontaktaufnahme mit Patienten und Angehörigen oder der weiterversorgenden Einrichtung

☐ Zeitpunkt der Kontaktaufnahme

☐ Vorbereitung der Überprüfung/Kontaktaufnahme während des Krankenhausaufenthalts

☐ Inhalte und Fragen, die bei der Kontaktaufnahme grundsätzlich (d. h. unabhängig vom individuellen Bedarf des Patienten) thematisiert werden sollen

☐ Verfahren für den Fall, dass lösungsbedürftige Probleme aufgetreten sind, einschl. Regelung, welche Maßnahmen die Mitarbeiter vom Krankenhaus aus einleiten können und sollen und welche nicht

☐ Unterschiede im Verfahren je nach Ziel des Übergangs (häusliche Versorgung oder stationäre Pflegeeinrichtung)

C Arbeiten auf der Systemebene und Querschnittsaufgaben

☐ Zuständigkeit für die Entwicklung und Weiterentwicklung von Einschätzungs- und Dokumentationsinstrumenten, von inhaltlichen Kriterien zur Risiko- und Bedarfseinschätzung, des Überleitungsbogens und sonstiger Instrumente (Leitfäden, Checklisten etc.)

☐ Aufgaben der Außenvertretung, die die Mitarbeiter des pflegerischen Entlassungsmanagements übernehmen sollen

☐ Angezielte Zusammenarbeit mit Beratungsstellen, Selbsthilfeinitiativen, Versorgungseinrichtungen, Kostenträgern und anderen wichtigen Stellen

☐ Praktische Schritte zur Vernetzung mit diesen Organisationen

☐ Materialien zur Information von Kooperationspartnern

☐ Sicherung der Qualität des Entlassungsmanagements (Selbstevaluation)